Aloe vera

Tous les bienfaits pour votre santé et votre beauté

Eva Helle

VIGOT

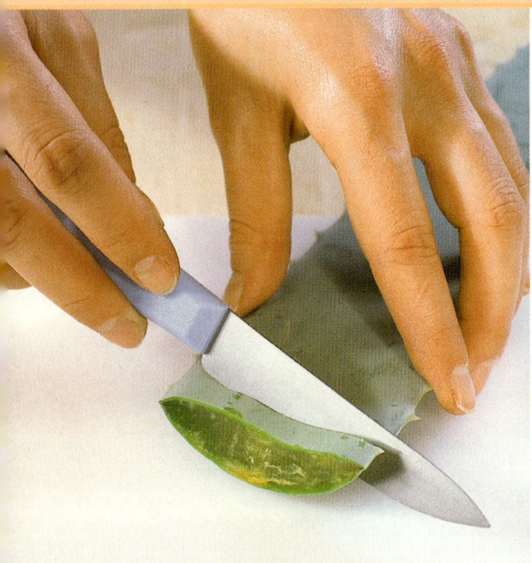

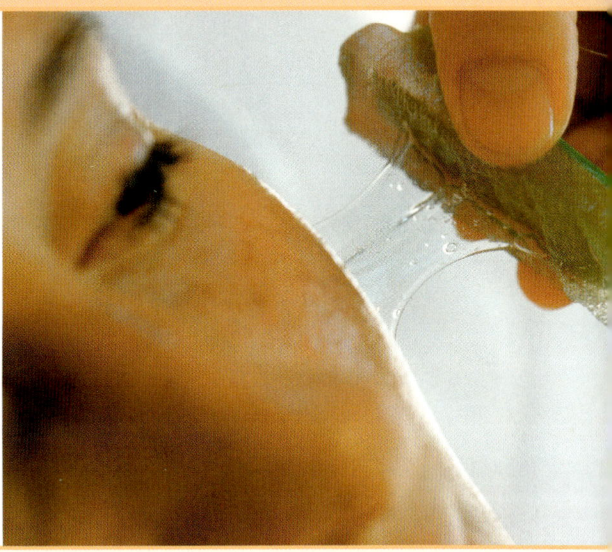

Sommaire

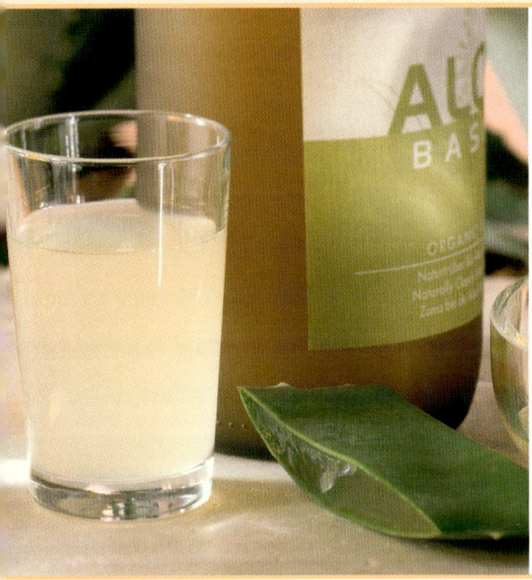

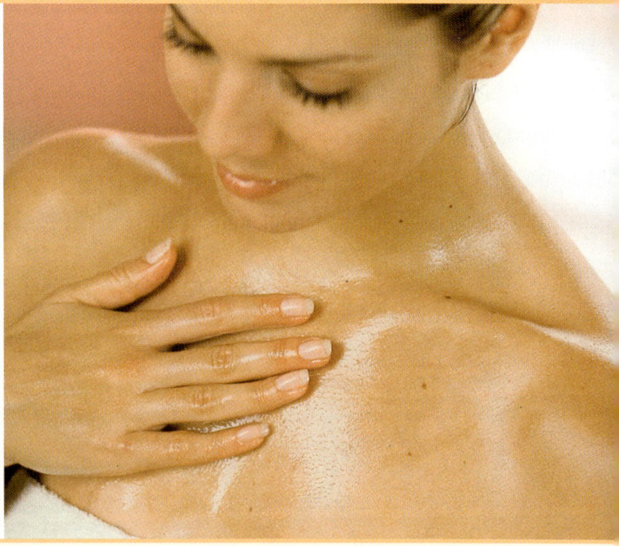

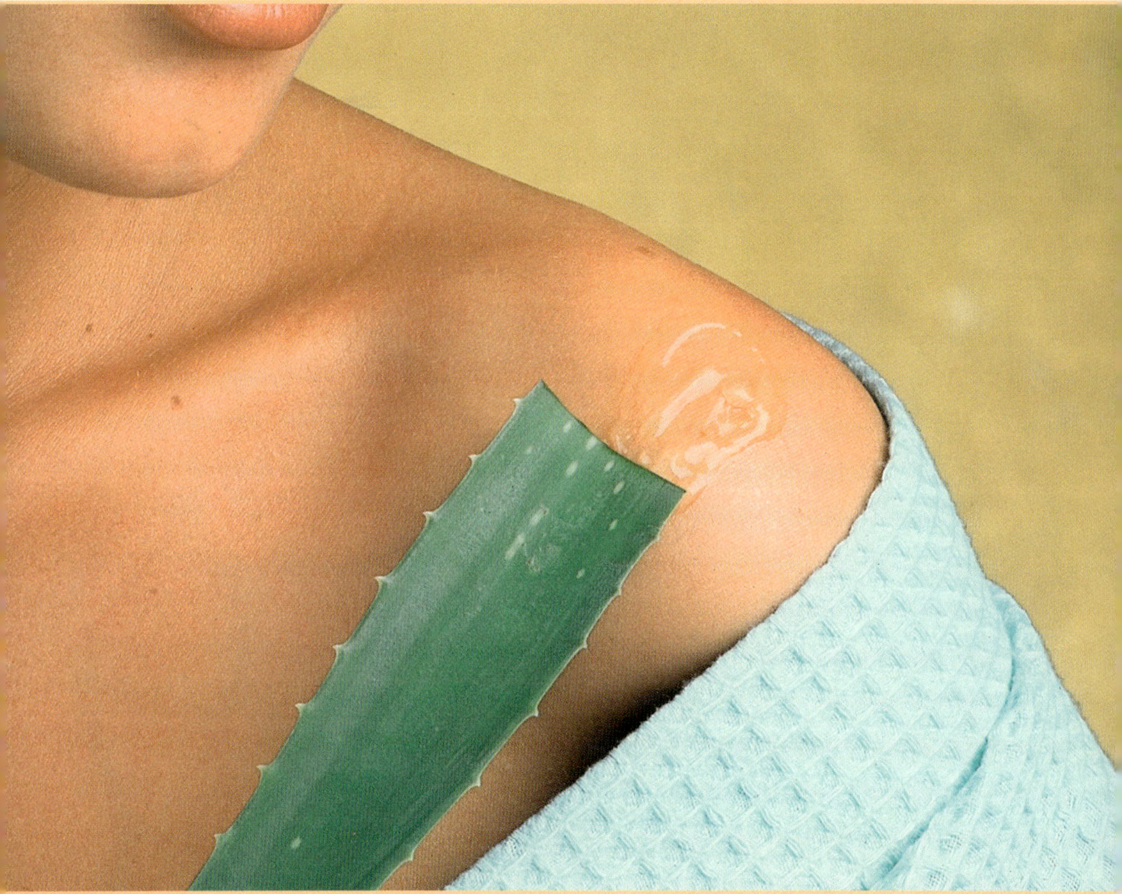

L'AUTEUR

Eva Helle, praticienne en thérapeutiques naturelles, exerce depuis huit ans à Munich, où elle possède son propre cabinet. Son diagnostic repose sur l'iridologie et la bioénergétique en relation avec un interrogatoire approfondi. Outre différentes thérapies corporelles, Eva Helle a couramment recours à la phytothérapie, à l'homéopathie et à la complémentation enzymatique, vitaminique et minérale. Elle attache de ce fait une importance toute particulière à l'Aloe vera, plante, qui de par ses qualités uniques, convient parfaitement pour ces différentes méthodes thérapeutiques.

Avant-propos

Il est très rare de rencontrer quelqu'un qui n'ait jamais entendu parler de l'Aloe vera. « Il en était question à la télé la semaine dernière » s'exclame une amie. « Notre voisine de palier ne jure que par cette plante, m'explique l'une de mes patientes. Elle boit tous les jours du jus d'aloès pour renforcer son système immunitaire ». « Ma grand-mère avait toujours un aloès sur le rebord de sa fenêtre et se servait de la pulpe qui se trouve à l'intérieur des feuilles pour badigeonner nos plaies lorsque nous nous blessions » se souvient cette autre.

En tapant le mot « Aloe vera » sur un moteur de recherche sur Internet, vous obtiendrez plus 153 000 occurrences. Le spectre est très vaste. Il s'agit souvent de sociétés de vente par correspondance vantant les mérites invraisemblables des produits à base d'aloès – boissons revitalisantes, crèmes hydratantes pour le visage, lotions de massage, etc. Ailleurs, ce sont des complexes hôteliers de remise en forme qui promettent la guérison des affections cutanées chroniques par des soins personnalisés à l'Aloe vera.

D'autres sites, d'information médicale ceux-là, mettent au contraire en garde contre la consommation d'aloès comme complément alimentaire. Dans le même ordre d'idée, des associations de consommateurs soulignent le manque de qualifications de la plupart des distributeurs de produits à l'Aloe vera. Néanmoins, des centaines d'ouvrages et de comptes rendus d'études sur l'aloès et ses propriétés (généralement en anglais) sont référencés dans le catalogue en ligne des bibliothèques scientifiques. Sur les forums de discussion, les jardiniers amateurs échangent points de vue et conseils sur la culture de l'aloès. En vous documentant sur l'usage et les vertus de cette plante médicinale, vous vous rendrez vite compte que les avis sont partagés : il y a ceux qui ne jurent que par elle et ceux qui la considèrent d'un œil sceptique.

Qu'y a-t-il donc dans l'Aloe vera qui justifie une telle popularité d'un côté et une telle méfiance de l'autre? La plante tient-elle les promesses faites par les laboratoires? Dans quel cas peut-elle vraiment s'avérer utile? En quoi les différents produits proposés se distinguent-ils les uns des autres? À quoi faut-il être attentif lors de l'achat d'un produit à l'aloès? Peut-on fabriquer soit même son jus et ses cosmétiques? Si vous souhaitez avoir la réponse à toutes ces questions et à bien d'autres encore, poursuivez simplement votre lecture. Une chose est sûre : vous irez de surprise en surprise.

Eva Helle

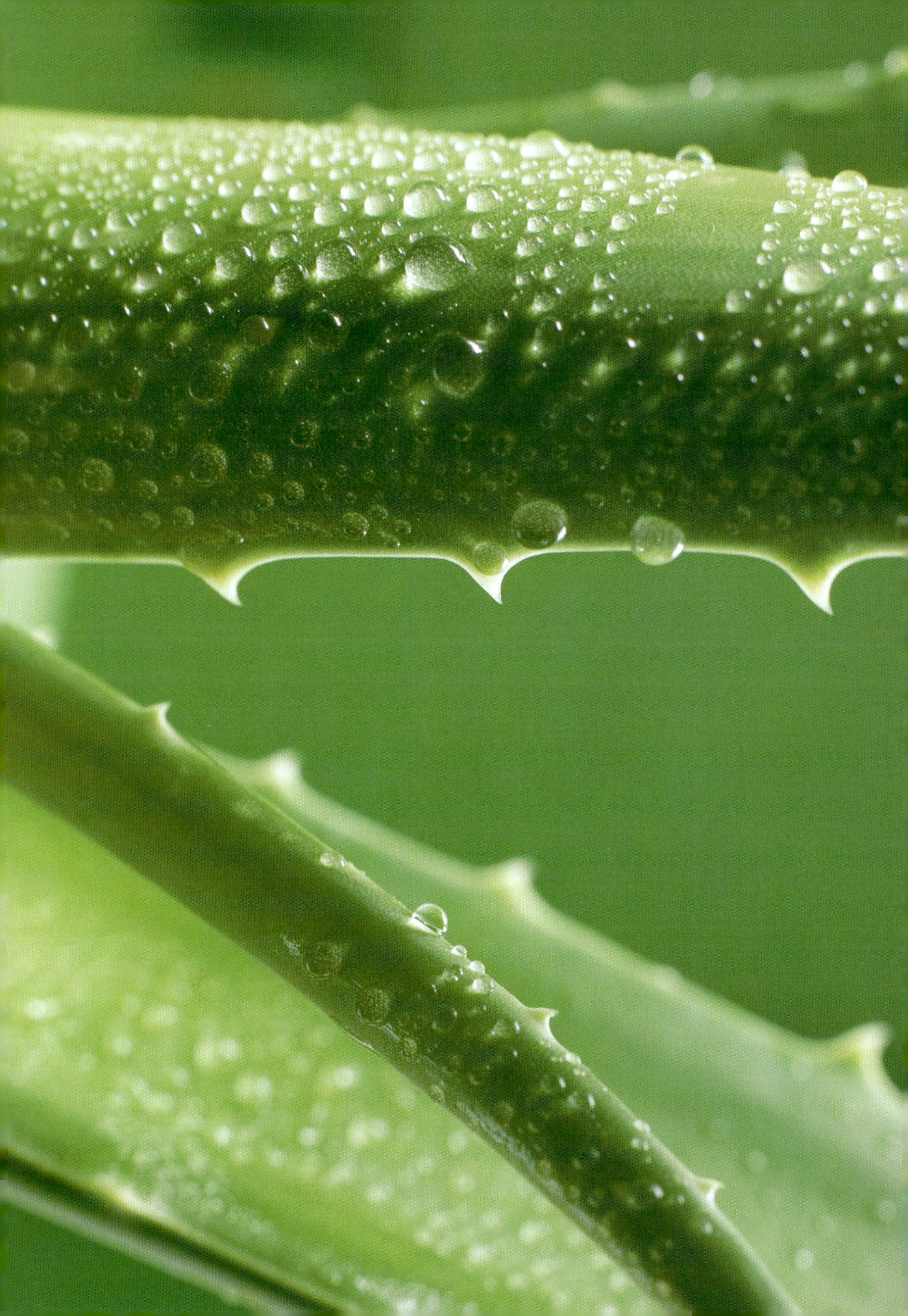

Le secret de l'Aloe vera

L'aloès est l'une des plantes médicinales les plus anciennes que nous connaissions. Loin de se limiter à la cosmétique et au bien-être, son emploi s'étend aussi, du fait de ses propriétés antalgiques et curatives, aux soins de confort et au traitement de nombreuses affections. De plus en plus d'individus s'intéressent au pouvoir naturel de l'Aloe vera et, sans pour autant se détourner de la médecine conventionnelle, voient en lui un moyen intéressant pour rester en forme et en bonne santé sans avoir à prendre de médicaments.

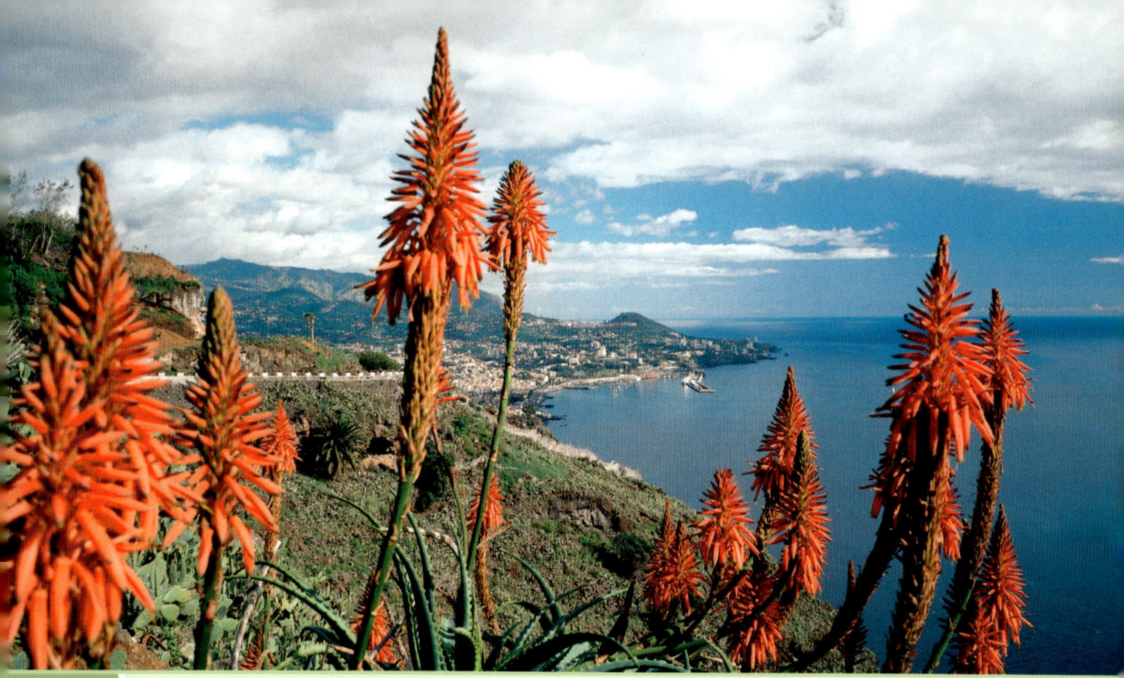

Histoire d'une plante médicinale

L'efficacité des plantes médicinales est attestée par une histoire multimillénaire. Cependant, la médecine moderne a relégué la plupart des remèdes traditionnels au rang de curiosités folkloriques. Il est de fait incontestable que rien ne vaut les médicaments chimiques lorsqu'il s'agit de soigner des maladies graves ou très aiguës. En revanche, les maux de tous les jours et les indispositions passagères peuvent se soigner autrement que par le recours systématique à l'« artillerie lourde » et il est souvent tout aussi efficace, voire préférable, de faire appel à l'herboristerie.

Au cours des siècles, les différentes espèces d'aloès traditionnellement utilisées en médecine depuis l'Égypte antique, sont peu à peu tombées dans l'oubli. On assiste cependant depuis quelques années à un regain d'intérêt de la part des professionnels de santé pour cette plante qui peut aussi bien servir en application locale (par exemple en cas d'affection cutanée) que par voie orale (par exemple pour renforcer le système immunitaire en cas d'infection mycosique, bactérienne ou virale).

Diversité du règne végétal

Il existe plus de 3 000 espèces d'aloès. La plante prospère partout où elle trouve les conditions climatiques propices : ensoleillement modéré, hygrométrie élevée et absence de gel. Certaines espèces, dont celle qui nous intéresse ici au premier chef, l'Aloe vera, ne sont pas toujours appelées de la même façon. Il existe donc plusieurs noms botaniques pour une même plante, ce qui peut prêter à confusion. Dans son *Manuel de pratique pharmaceutique*, ouvrage datant de 1876, le médecin allemand Hermann Hager emploie par exemple le terme d'*Aloe barbadensis* Miller ou d'*Aloe barbadensis* L. Ces dénominations, ainsi que d'autres, ont survécu, mais nous parlerions plutôt aujourd'hui d'*Aloe vera* ou d'*Aloe vera* Linné.

Une plante dotée de pouvoirs mystiques

Le caractère de « grande guérisseuse » associé à l'aloès se reflète dans les caractéristiques mêmes de sa feuille : défense et guérison. Les épines garnissant le bord du limbe et les anthraquinones amères contenues dans la pulpe dissuadent les animaux qui seraient tentés d'en consommer. Si la feuille est blessée, la plaie se referme rapidement sous l'action de la pulpe gélatineuse qu'elle contient. La plante agit de la même façon chez l'homme : elle guérit les plaies et renforce les défenses immunitaires. Du fait de ses pouvoirs quasiment mystiques, qui lui permettent de décider de la souffrance ou du bien-être, l'aloès est aujourd'hui encore vénéré par les peuples primitifs comme une plante salvatrice. C'est certainement pour cette raison que les Indiens d'Amérique du Nord lui ont donné le nom de « Magie du ciel ». Les domaines d'indications de l'Aloe vera sont nombreux. Il peut servir pour les soins d'urgence en cas de brûlure ou de blessure. En application locale, il permet de soulager les piqûres d'insectes, les démangeaisons et les inflammations buccales. Utilisé dans les soins de la peau et des cheveux, il aide enfin à conserver une apparence juvénile.

Pris par voie orale sous forme de jus, l'Aloe vera non seulement renforce le système immunitaire, mais soulage aussi quantité d'indispositions. Comme complément alimentaire, le jus d'aloès prévient les phénomènes de carence dus notamment à une alimentation déséquilibrée, à un surmenage psychique ou physique ou à la prise régulière de médicaments.

Voyage dans le temps

Les premières traces de l'aloès remontent aux civilisations sumérienne et égyptienne : des tablettes d'argile datant du IIIe siècle av. J.-C., retrouvées à Sumer, portent des indications concernant la préparation et l'utilisation de la plante, tandis qu'en Égypte, des représentations d'aloès ornent les murs des temples et des tombeaux. On trouve par ailleurs dans le papyrus d'Eber, document médical qui, selon la datation, remonterait à environ 3 500 ans av. J.-C., plusieurs formulations d'onguent à base d'aloès.

De l'Antiquité à nos jours

À en croire la légende, Alexandre le Grand (356-323 av. J.-C.) – ayant éprouvé sur lui-même, à la suite d'un combat où il fut blessé, les propriétés vulnéraires de l'aloès – aurait emmené dans ses bagages, lors de chacune de ses campagnes, un stock de plants d'aloès afin de pouvoir soigner les plaies de ses soldats. Vite remises grâce à la pulpe gélatineuse contenue dans la feuille, les troupes d'Alexandre auraient toujours eu un avantage appréciable sur l'ennemi. Dans les pays arabes, la tradition voulait que l'on suspendît au-dessus de la porte d'entrée des maisons un pied de « lys du désert » tête en bas afin d'attirer la bonne fortune sur le foyer et de le protéger contre les mauvais esprits. En faisant sécher le latex jaunâtre produit par l'épiderme de la feuille, matière essentiellement composée d'aloïne, on obtenait en outre une poudre laxative amère qui s'exportait. On sait d'après des documents que l'aloès était utilisé dans la Perse du VIe siècle av. J.-C. contre la constipation. Il est probable qu'à cette époque, la plante fût déjà connue jusqu'en Inde, où elle allait être adoptée par la médecine ayurvédique.

L'aloès était jadis une plante médicinale couramment employée, comme en témoignent nombre de gravures anciennes le représentant.

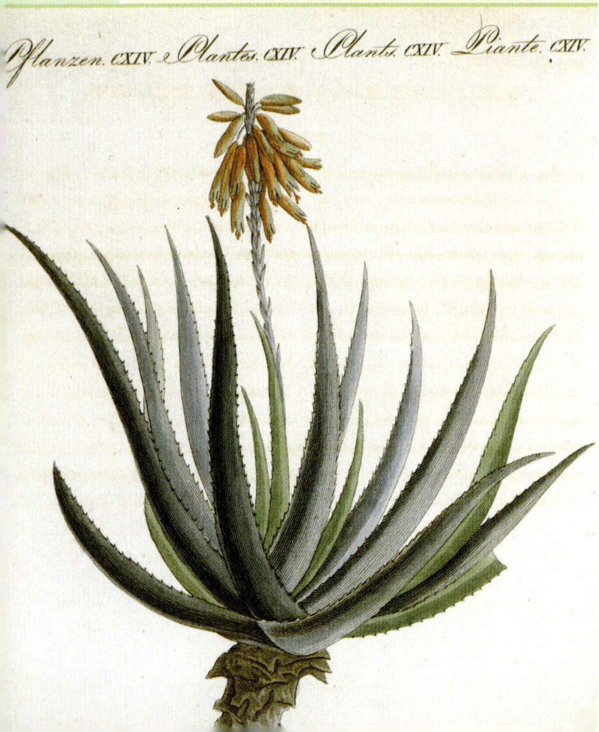

Dans l'évangile selon Saint Jean, chapitre XIX, versets 39 et 40, on peut lire la chose suivante : « Nicodème, qui auparavant était allé de nuit vers Jésus, vint aussi, apportant un mélange d'environ cent livres de myrrhe et d'aloès. Ils prirent donc le corps de Jésus, et l'enveloppèrent de bandes, avec les aromates, comme c'est la coutume d'ensevelir chez les Juifs ». L'aloès était également connu des Gréco-romains. Dans son *Histoire naturelle*, Pline l'Ancien (23-79 av. J.-C.) vante ses vertus curatives. Le médecin grec Dioscoride (env. 75 apr. J.-C.) évoque dans son *De Materia Medica*, ouvrage en cinq volumes, l'effet laxatif de l'aloès ainsi que d'autres propriétés : la plante aurait selon lui le pouvoir de faire coaguler le sang, d'accélérer la guérison des plaies et de prévenir la chute des cheveux. Il aurait en outre fait la preuve de son efficacité dans le traitement des hémorroïdes, des douleurs articulaires et des maux de tête. Le livre de Dioscoride contient par ailleurs la plus ancienne gravure d'aloès qui soit parvenue jusqu'à nous.

Voyage dans l'espace

Au cours des siècles, le commerce et les guerres ont contribué à la diffusion d'une grande quantité d'espèces d'aloès et à leur hybridation. À partir de l'Inde, la plante a pénétré plus avant en Extrême-Orient : vers le nord jusqu'au Tibet et en Chine, vers le sud jusqu'en Malaisie, à Java et à Sumatra.

Le genre *Aloe* est également bien connu et très répandu depuis des siècles au Japon, où l'on en fait un usage multiple : selon l'espèce, la plante peut servir de remède, entrer dans la composition de différents plats ou servir à la fabrication de produits de beauté. Enfin, certaines espèces d'aloès se rencontrent également dans le Nouveau monde – en Amérique centrale et en Amérique du Sud.

INFO

L'aloès et l'ayurvéda

L'aloès est utilisé en médecine ayurvédique depuis bientôt 3 000 ans et le jus d'aloès, produit à la main, reste en Inde le remède le plus couramment employé dans le traitement des brûlures. La pulpe gélatineuse occupant la partie centrale de la feuille est décortiquée et coupée en petits morceaux dont on remplit un récipient. Au bout de quelques heures, la partie fibreuse de la pulpe se dépose au fond, et la partie aqueuse surnage. Il ne reste plus qu'à la recueillir. Pour tuer les germes et assurer sa conservation, on y adjoint certaines fleurs.

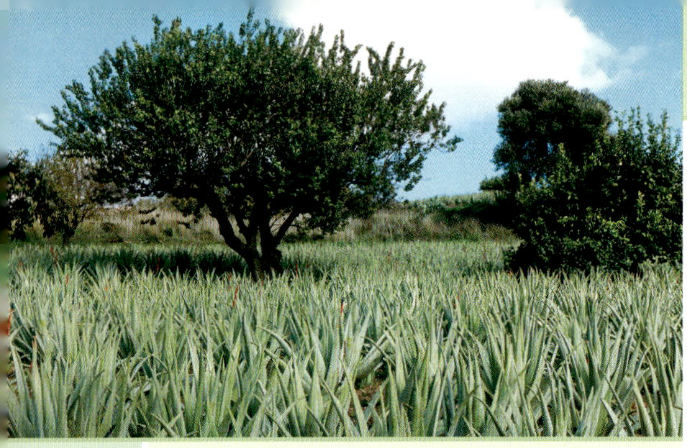

C'est dans les cultures mixtes, à l'ombre des arbres, que l'aloès se plaît le plus.

L'Amérique centrale, où les conditions climatiques sont particulièrement propices, semble avoir toujours connu cette plante. Les Mayas la vénéraient déjà pour son pouvoir curatif et voyaient en elle une « source de jouvence ». Ils s'en servaient pour se protéger contre les piqûres d'insectes et les méfaits du soleil ainsi que pour soigner leurs plaies. Les rares textes mayas qui soient parvenus jusqu'à nous, nous apprennent par ailleurs qu'on se servait de la feuille d'aloès pour frotter les planches des bateaux. Aujourd'hui, l'aloès est cultivé sur de nombreuses îles des Caraïbes ainsi que sur le continent, en Amérique centrale comme en Amérique du Sud. Les autochtones se servent des plants qui poussent spontanément dans la nature ou dans les jardins pour soigner les plaies et calmer la peau échauffée par le soleil.

L'aloès en Europe

L'aloès a poussé naturellement en Grèce, en Italie, en Espagne et au Portugal jusqu'au milieu du XVe siècle. Hildegarde de Bingen (1098-1179), la célèbre abbesse guérisseuse, soignait la toux et les refroidissements par l'application de linges imprégnés de jus d'aloès. On sait également que le célèbre naturaliste et médecin suisse Paracelse (1493-1541) préconisait l'aloès en association avec la myrrhe et le safran pour stimuler les défenses de l'organisme.

Au cours du XVIe et du XVIIe siècle, l'aloès a progressivement disparu du répertoire des plantes médicinales. Du fait de changements climatiques, la plante s'est elle-même éteinte dans de nombreuses régions. Comme le jus extrait de la pulpe des feuilles se corrompt au bout de quelques heures, à mois d'y ajouter des conservateurs, seuls pouvaient être utilisés le jus concentré ou la poudre d'aloïne, ce qui réduisait son domaine d'indications à la seule constipation. Souvent les erreurs dans la préparation, le manque d'hygiène ou les mauvaises conditions de transport rendaient d'ailleurs le remède complètement inopérant, voire nocif. Il n'y a donc rien d'étonnant à ce que l'on se mit à douter des vertus de l'aloès. C'est certainement pour cette raison que l'aloès, et plus particulièrement l'Aloe capensis, n'est plus mentionné dans les ouvrages pharmaceutiques que comme source d'aloïne, substance dont seule l'action laxative est reconnue.

L'Aloe vera dans la médecine moderne

Il fallut attendre les années 1930 pour que l'Aloe vera se voie reconnaître un autre domaine d'indications. Devant la multiplication des brûlures cutanées subies par les patients, les médecins et les infirmières du fait de l'utilisation récente et encore mal dosée de la radiographie, le médecin américain C. E. Collins et son fils se mirent en quête d'un antidote. Ils le trouvèrent dans l'Aloe vera. Après avoir coupé une feuille d'aloès par le milieu, ils en retirèrent la pulpe et appliquèrent celles-ci directement sur la brûlure, recouvrirent le tout d'une compresse et renouvelèrent l'opération toutes les deux heures. Ils obtinrent ainsi une guérison rapide et dépourvue d'effets secondaires. Après que les deux chercheurs eurent présenté les résultats de leurs expériences en 1935 dans l'*American Journal of Roentgenology*, de nombreux médecins américains adoptèrent l'aloès pour traiter les affections cutanées. La plante connut dès lors un succès grandissant, comme le prouvent les nombreuses contributions et études publiées à partir de cette époque dans la presse spécialisée, dont un texte émanant du Commissariat à l'énergie atomique datant de 1953. Pour que sa commercialisation à grande échelle soit possible, il fallut toutefois attendre la mise au point par le pharmacien américain Rodney Stockton à la fin des années 1950 d'une méthode de stabilisation de la pulpe d'aloès. Depuis, une véritable industrie s'est créée autour de l'Aloe vera et l'Europe s'y est également mise.

Parallèlement, dans la Russie communiste de l'après-guerre, les laboratoires pharmaceutiques, dont l'activité n'était pas basée sur le profit, se virent chargés par le gouvernement de promouvoir les remèdes traditionnels à base de plantes et d'évaluer leur efficacité. Aussi, dans les années 1940 et 1950, des études furent-elles menées sur la composition chimique et l'action de différentes plantes médicinales, dont l'Aloe vera. C'est ainsi que Vladimir Petrovitch Filatov, professeur en ophtalmologie, découvrit un procédé, qu'il baptisa biostimulation, permettant d'utiliser avec succès l'aloès dans le traitement des maladies des yeux (voir p. 93).

Les principes actifs de l'Aloe vera sont contenus dans la pulpe claire occupant la partie centrale de la feuille.

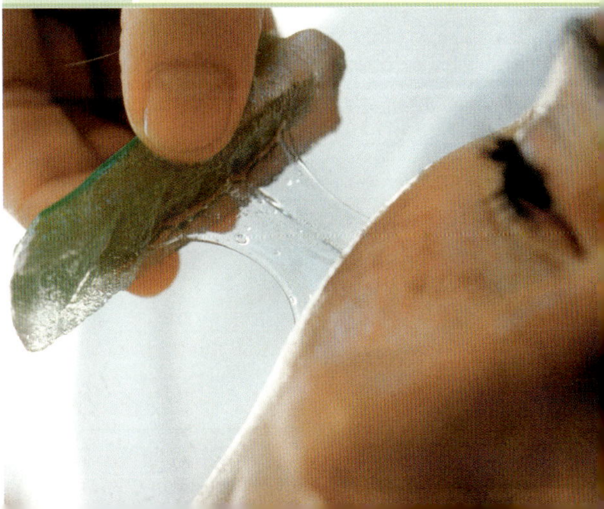

Botanique de l'Aloe vera

En raison des épines qui garnissent les bords de sa feuille – par ailleurs persistante, coriace, lancéolée, longue de 50 à 60 cm, large de 20 cm et épaisse de 5 cm – beaucoup de profanes pensent que l'Aloe vera est une cactée. Cependant, malgré son apparence, proche de celle de l'agave, il fait partie de la famille botanique des liliacées. Il est donc apparenté au lys. Il s'agit toutefois, comme les cactées, d'une succulente, c'est-à-dire d'une plante capable de stocker de l'eau dans ses cellules afin de survivre aux périodes de sécheresse – l'aloès aime donc les climats tropicaux caractérisés par une hygrométrie élevée et l'absence de gel. Il craint en revanche l'humidité prolongée et les températures inférieures à 5 °C.

Identification visuelle

Les aloès possèdent un appareil racinaire superficiel qui s'étend horizontalement par ramifications dans les sols sablonneux et calcaires. Sa tige courte, longue d'environ 40 cm et ressemblant à un stipe de yucca, porte une rosette de feuilles lourdes et charnues, qui se referme en cas de sécheresse. À l'inverse, lorsqu'il pleut,

INFO

Attention à la lumière directe du soleil

C'est une erreur de croire que l'Aloe vera peut résister indéfiniment à une forte chaleur. Il est vrai que l'eau stockée dans ses feuilles lui permet de survivre durant les périodes de sécheresse, mais cela l'oblige à consommer ses propres constituants, ce qui l'affaiblit. En l'absence d'ombre dispensée par les arbres fruitiers, comme il en pousse dans les cultures mixtes, l'ardeur des rayons du soleil constitue pour l'aloès, comme pour n'importe quelle autre plante ou animal, un stress considérable et entraîne une altération de sa composition chimique. L'aloïne, substance régulatrice de stress contenue dans l'épiderme du limbe, envahit le tissu et pénètre dans la partie centrale de la feuille, altérant ainsi la qualité de la pulpe.

les feuilles s'ouvrent presque comme les pétales d'une fleur, et cela afin d'absorber le plus d'eau possible. L'équilibre hydrique de l'aloès est assuré par de minuscules pores situés à la surface des feuilles. Les feuilles des sujets jeunes sont ponctuées de petites taches blanches, qui disparaissent sous l'effet du soleil et à mesure que la plante vieillit. La feuille, d'aspect cireux, est gorgée d'une substance gélatineuse claire, incolore, composée à 99 % d'eau. C'est grâce à ce réservoir que les aloès peuvent survivre aux périodes de sécheresse prolongée. On ne peut toutefois pas les classer dans la catégorie des plantes du désert car, surtout du fait de l'ensoleillement excessif, les zones arides ne constituent pas, loin s'en faut, leur biotope de prédilection.

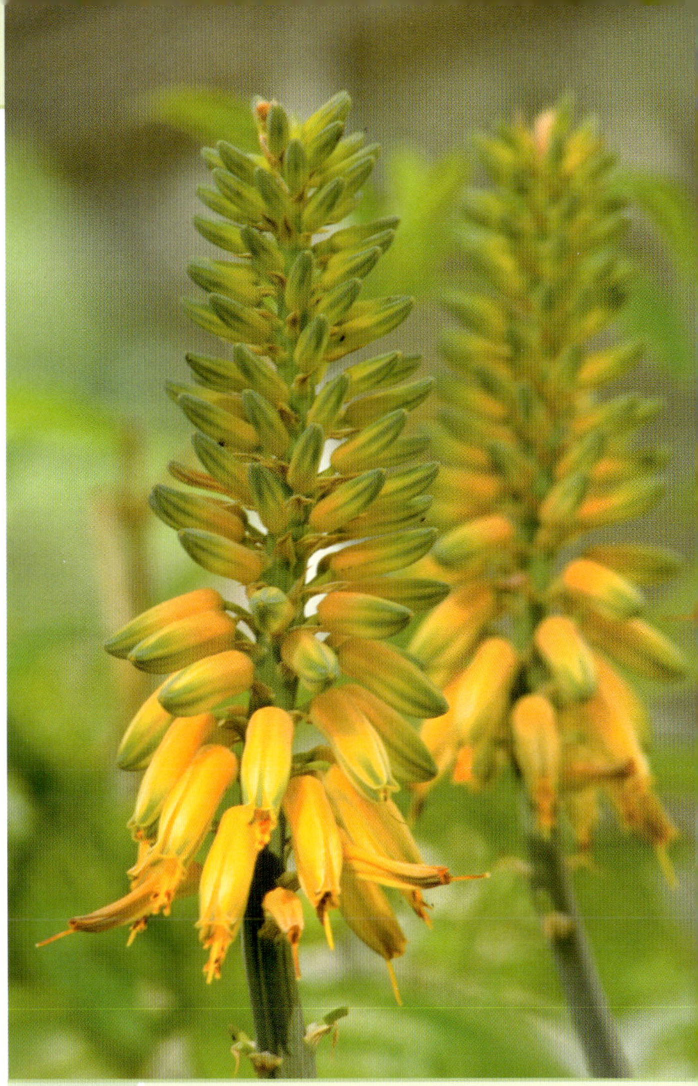

Au printemps, les aloès se parent de fleurs orangées visibles de loin

La floraison

L'aloès fleurit du début du printemps jusqu'au début du mois de juin. Les fleurs, tubulaires, sont disposées en épi à l'extrémité d'une hampe florale en forme de cierge sortant du centre de la plante et parsemée de bractées. La couleur diffère selon l'espèce : certaines arborent une teinte blanc verdâtre, mais elles sont généralement jaunes, comme celles de l'Aloe vera, orange, rouge orangé ou rouge vif. Chaque fleur possède six étamines et un ovaire.

Répartition géographique et culture

L'Aloe vera pousse actuellement à l'état naturel en Afrique du Nord, en Afrique orientale – surtout en Ouganda - en Afrique du Sud, en Israël, en Turquie, sur les îles Canari, à Madère, sur les îles du Cap Vert, dans le Caucase, dans les Caraïbes, en Amérique du Sud, en Amérique Centrale, dans le sud des États-Unis (Californie, Texas, Arizona et Floride), en Polynésie, en Inde, au Sri Lanka, en Chine méridionale et en Australie. Dans la plupart de ces pays, l'Aloe vera est également cultivé pour répondre à la demande internationale, en constante augmentation. Pour l'Afrique et autres pays en développement, cela pourrait donc devenir une manne financière. La qualité, en termes de valeur nutritionnelle, est toutefois très variable d'une provenance à l'autre, car elle dépend beaucoup de la nature du sol et du degré d'ensoleillement.

L'origine de la plante, la façon dont elle a été cultivée et la méthode utilisée pour sa transformation sont des facteurs déterminants pour l'efficacité d'un produit à base d'aloès, car c'est d'eux dont dépend la qualité et la concentration des principes actifs. Il faut donc préférer l'aloès issu de cultures mixtes à celui qui provient de monocultures. Dans les cultures mixtes d'Amérique Centrale, la plante est encore cultivée comme au temps des Mayas, c'est-à-dire à l'ombre des manguiers, des papayers, des citronniers et des plans de haricots. En Espagne, l'aloès est également cultivé en association avec d'autres plantes et le sol est amendé au moyen d'engrais verts, chose très importante pour les échanges avec d'autres organismes (comme, par exemple, les lombrics, qui ameublissent la terre).

INFO

Teneur en athraquinons

Selon la législation en vigueur dans l'Union Européenne, la teneur en anthraquinones (voir p. 25) des produits à l'Aloe vera ne doit pas excéder 0,1 mg/kg. Malgré cela, toute absorption n'est toutefois pas à exclure en ce qui concerne l'usage interne. En tout état de cause, ces produits n'ont pas d'effet laxatif. D'après la monographie de la Commission E, organisme mandaté par le gouvernement allemand pour évaluer l'efficacité des plantes médicinales, une dose journalière de 20 à 30 mg de dérivés hydroxyanthracéniques (dont 12 mg d'aloïne) est nécessaire pour produire un effet laxatif.

Dans les monocultures en revanche, l'absence de micro-organismes utiles favorise les attaques de nuisibles, même si le sol est amendé au moyen d'engrais vert, et il faut alors recourir à des insecticides. L'emploi d'engrais chimiques entraîne, quant à lui, une augmentation de la quantité d'eau stockée par les feuilles, donc une moindre concentration de principes actifs. La plante paraît saine, mais se révèle à l'analyse pauvre en nutriments. La pulpe peut en outre perdre sa consistance gélatineuse et devenir fibreuse. Les plantes traitées aux pesticides et nourries aux engrais synthétiques peuvent enfin provoquer des allergies, léser le foie et entraîner la formation de dépôts toxiques dans les tissus.

Récolte et transformation

La croissance de l'Aloe vera est assez rapide. Au bout de cinq ans, la plante a déjà sa taille adulte et ses principes actifs sont pleinement développés. La récolte peut alors commencer. Avant ce terme en revanche, les feuilles n'ont pas atteint leur potentiel maximum, et les produits qui en seraient issus seraient de qualité médiocre.

L'aloès vit entre 10 et 15 ans. À partir de la cinquième année, les feuilles peuvent être récoltées jusqu'à trois fois par an, ce qui fait donc entre 15 et 30 récoltes par sujet. Les feuilles, au nombre d'une petite vingtaine, ne sont jamais toutes récoltées en même temps. Seule la rangée inférieure est prélevée, ce qui représente en général trois ou quatre feuilles, au maximum sept. Il faut toujours en laisser au moins douze.

Pour produire 1 kg de pulpe ou un litre de jus, il faut compter six à dix feuilles. Chacune d'elle doit être pleinement développée, mesurer 50 cm de long et 5 cm d'épaisseur, peser 500 g et ne pas avoir souffert ni du gel ni de la chaleur.

De la plantation à l'usine

Les feuilles récoltées sont placées dans des caisses et acheminées vers des usines rattachées à la plantation. Il faut faire vite car certains principes actifs commencent à se volatiliser au bout de quelques heures si la plante n'est pas entreposée au frais. En outre, la célérité protège la récolte contre les bactéries lactiques, qui dégradent notamment les polysaccharides.

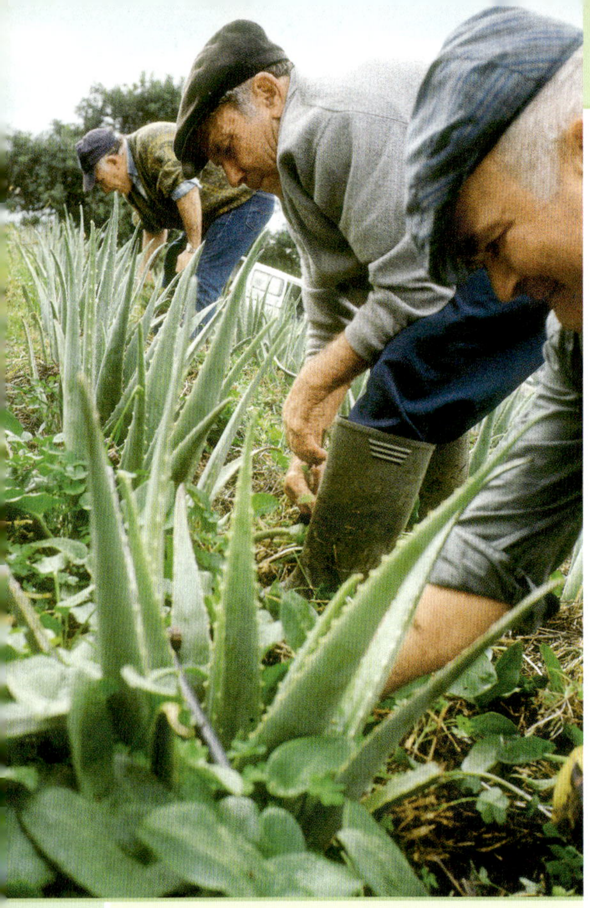

La matière première destinée à la fabrication de produit à l'Aloe vera de qualité supérieure est récoltée et extraite à la main.

Dans les usines, les ouvriers qui manipulent les feuilles, portent des tenues de protection stériles. Le travail demande un soin extrême, car à la moindre lésion peut provoquer la contamination du gel par les anthraquinones contenues dans l'épiderme.

Les feuilles sont lavées avec une solution détersive, puis rincées à l'eau froide. Pour une qualité optimale, la base et l'apex de chaque feuille ainsi que les épines garnissant ses bords doivent être supprimés. Les feuilles sont ensuite débarrassées de leur épiderme au moyen d'un couteau spécial afin de dégager la pulpe, qui se présente sous la forme d'un filet. Afin d'en contrôler visuellement la pureté, on dépose ce filet sur une lame transparente, éclairée par-dessous. L'extraction manuelle de la pulpe nécessite certes une main-d'œuvre importante, mais représente un bassin d'emploi dans les régions agraires à faible revenu par habitant, comme le Mexique ou le sud de l'Italie.

La plupart des manufacturiers préfèrent toutefois s'épargner ces coûts de main-d'œuvre. Les feuilles sont alors broyées entières. Pour éliminer les anthraquinones, et en particulier l'aloïne, ils utilisent des procédés de filtration, comme le filtre à charbon ou le filtre à diatomite. Cependant, ces méthodes, surtout la seconde, ne permettent pas une filtration sûre à 100 % de l'aloïne. Le procédé de séparation au charbon actif, lui non plus, n'est pas entièrement satisfaisant car il élimine non seulement les anthraquinones, mais aussi certains constituants utiles. Aussi le jus d'Aloe vera obtenu à partir de feuilles entières est-il forcément de moins bonne qualité que le jus obtenu à partir du filet « décortiqué ». Pour réduire les coûts de main-d'œuvre sans pour autant sacrifier la qualité, des producteurs américains ont désormais pratiquement tous recours à l'extraction automatique du filet de pulpe.

Stabilisation

Une fois retirée de la partie centrale de la feuille et pressée à froid, la pulpe doit être stabilisée. De nombreux manufacturiers se servent pour cela de conservateurs chimiques tels que benzoate de sodium (E211) ou sorbate de potassium (E202). Les produits traités de cette manière sont à déconseiller car ils sont nocifs, n'agissent pas comme ils le devraient et jettent le discrédit sur l'aloès lui-même, qui n'est pourtant pas en cause. Des discussions sont d'ailleurs en cours pour savoir si le benzoate de potassium doit ou non figurer sur la liste des additifs allergisants dressée par l'UE. L'ajout d'acide citrique est également mauvais pour la santé car cette substance modifie le pH de l'aloès, normalement compris entre 4,5 et 4,9. Cette acidification compromet l'action régénératrice de la plante sur les muqueuses.

Pasteurisation

La législation européenne en matière de denrées alimentaires impose que les jus de fruits, de légumes et de plantes soient aromatisés, conservés chimiquement ou, comme pour l'aloès, pasteurisés – c'est-à-dire traités à une température comprise entre 70 et 100 °C. Tout l'art du fabricant consiste à savoir, en fonction du procédé thermique qu'il utilise, jusqu'à quelle température il peut aller pour assurer à l'aloès une bonne conservation en détruisant le moins possible ses constituants vitaux. Quoi qu'il en soit, la pasteurisation respecte l'acémannane, car cette substance, principale responsable de l'action de la pulpe d'Aloe vera, résiste à la chaleur. Une pulpe simplement pasteurisée a donc droit au qualificatif « pure à 100 % ».

Acide citrique

INFO

L'acide citrique n'est pas un conservateur, mais un acidifiant. Sa présence diminue le pH naturel du jus d'aloès, ce qui permet à la boisson de se conserver plus longtemps. Il doit être mentionné dans la liste des ingrédients. Comme il ne protège pas de manière fiable contre les bactéries et les champignons, on y adjoint en plus un agent conservateur – souvent de l'acide benzoïque. L'acide citrique dissout en outre les métaux lourds présents dans l'organisme et peut de ce fait provoquer des maux de tête.

La législation américaine impose aux fabricants de jus de fruits, de légumes et de plantes, d'apposer la mention « non pasteurisé » sur leur produit si ceux-ci n'ont pas été pasteurisés. Si un gel ou un jus d'Aloès américain ne porte aucune mention, on peut donc supposer qu'il a été pasteurisé.

Lyophilisation et séchage par pulvérisation

Beaucoup de fabricants préfèrent la lyophilisation ou le séchage par pulvérisation à la pasteurisation. Ces procédés consistent à débarrasser la pulpe de son eau, ce qui permet non seulement de la conserver, mais aussi de la transporter plus facilement. Le concentré sec ainsi obtenu permet la fabrication de boissons bon marché, car il suffit de diluer la poudre dans de l'eau. Cette eau de reconstitution devant obligatoirement figurer sur l'étiquette dans la liste des ingrédients, il est donc facile de se rendre compte si l'on a affaire ou non à un produit à base d'aloès concentré.

Il va de soi que, traitée ainsi, la plante perd une grande partie de son effet et n'a plus aucune propriété antibactérienne. Des études ont en outre montré que le séchage de la pulpe et la dilution du concentré modifient le rapport proportionnel des constituants minéraux : alors que l'aloès présente naturellement une teneur plus faible en sodium qu'en potassium, on constate un rapport inversé dans les concentrés obtenus par lyophilisation ou séchage par pulvérisation. À cet égard, la mention « pressage à froid » ne veut pas dire grand-chose car

Seuls les produits haut de gamme contiennent tous les principes actifs de la plante.

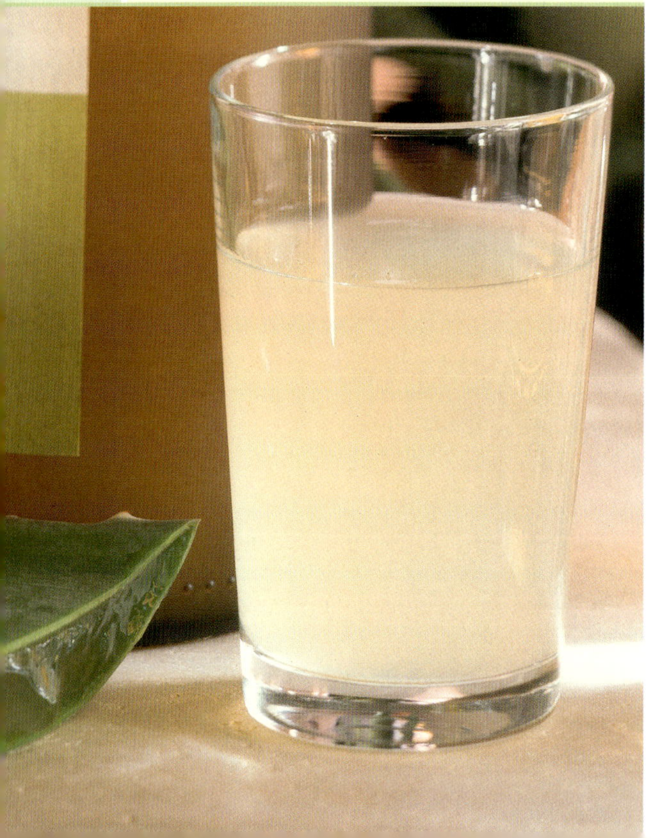

rien n'empêche de lyophiliser ou de sécher par pulvérisation un gel ou un jus d'aloès pressé à froid.

Certains fabricants ajoutent à leurs produits des agents gélifiants épaississants (par exemple de la gomme xanthane, E415), pour donner au jus l'aspect du gel, ou bien améliorent le goût de leur jus avec du sorbitol, succédané de sucre. Bien que souvent bon marché, ces produits dénaturés sont de toute façon toujours trop chers.

Conditionnement

La qualité d'un produit à base d'aloès ne dépend pas seulement de son mode de fabrication, mais aussi de son conditionnement. Le verre teinté et le verre opaque clair protègent le produit contre les rayons du soleil et empêchent ainsi les réactions chimiques indésirables. Il en va autrement des bouteilles en plastique : sous l'action de la lumière, des interactions peuvent se produire entre contenu et contenant, ce qui risque de corrompre le produit.

ATTENTION !

IASC : label trompeur

Beaucoup de fabricants ornent leurs flacons d'un certificat de qualité autodécerné : le label IASC (pour International Aloe Scientific Council). Or, ce label ne garantit ni que l'aloès utilisé est issu de l'agriculture biologique ni que le produit est exempt d'anthraquinones. Il ne dit rien non plus sur la teneur en aloès, sur le procédé de fabrication (par exemple gel obtenu par dilution de plante lyophilisée), sur le procédé d'extraction de la pulpe (extraction manuelle ou mécanique du filet ou bien broyage de la feuille entière et filtration), la provenance de la plante, son mode de culture ou la façon dont la pulpe a été stabilisée.

AVOIR UN ALOÈS CHEZ SOI

L'aloès est une plante facile d'entretien et peu exigeante, qu'il est aisé de faire pousser en appartement. Cela permet d'avoir toujours une feuille fraîche sous la main pour prodiguer les soins de première urgence en cas de brûlure ou de coupure. Il est toutefois préférable d'attendre cinq ans avant de s'en servir car, avant cela, les principes actifs risquent de ne pas être pleinement développés.

Les soins à prodiguer

Comme toutes les plantes d'intérieur, l'aloès a besoin pour prospérer et vivre longtemps de bénéficier de soins appropriés. Dans son cas, les règles à respecter sont toutefois très simples.

Pot et substrat

Il faut un pot en argile d'un diamètre assez grand pour que les racines de l'aloès puissent se développer car elles s'étendent horizontalement et non pas verticalement. Pour le substrat, il est recommandé de mélanger sable et terre pour plante d'intérieur selon un rapport 1:1.

La température optimale

L'aloès se plaît dans les endroits clairs à température ambiante normale (ne descendant pas en dessous de 5 °C). En tuant les bactéries et les germes, les rayons ultraviolets présents dans la lumière du soleil permettent à la plante de mieux résister aux infestations. Votre aloès peut passer l'été sur le balcon ou dans le jardin, mais veillez à le placer en situation mi-ombrée car le fait qu'il pousse en pot le rend plus sensible à la lumière directe du soleil. Les feuilles brûlées se dessèchent irrémédiablement. Cela vaut aussi à l'intérieur en ce qui concerne les rebords de fenêtre exposés plein sud. À l'extérieur, il faut en outre tenir compte du fait que l'aloès ne supporte pas les vents violents, alors que les vents faibles ne l'incommodent pas.

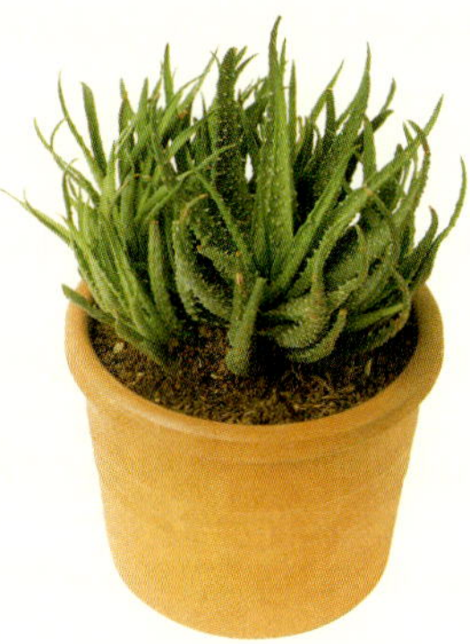

L'arrosage

En été, lorsque le temps est sec, un ou deux arrosages par semaine suffisent normalement pour couvrir les besoins en eau de l'aloès, la règle étant qu'on laisse sécher la motte entre deux arrosages. Si en enfonçant légèrement le doigt, vous percevez encore une légère humidité, remettez l'arrosage au lendemain, car l'aloès n'aime pas l'humidité stagnante. Pour la même raison, il est important que la terre soit bien drainée afin que l'eau excédentaire puisse s'écouler. Pour favoriser le drainage, placez quelques billes d'argile au fond du pot avant de le remplir de terre. En cas de forte chaleur, bassinez le feuillage au moins une fois par jour avec de l'eau tiède à l'aide d'un vaporisateur afin qu'il conserve sa couleur vert tendre. En été, faites en outre des apports d'engrais pour cactées une fois par semaine.

Si l'air est humide ou qu'il pleut beaucoup, il convient de réduire les arrosages car les feuilles sont parsemées de pores microscopiques qui absorbent l'humidité. En hiver, les besoins en eau sont également moindres et un arrosage tous les 15 jours suffit généralement – à moins que la plante se trouve dans une pièce sèche et surchauffée. Dans ce cas, il faut arroser comme en été et bassiner régulièrement le feuillage.

Dénicher un aloès

Il n'est pas toujours facile de trouver un aloès quand on a besoin. Peu de fleuristes le proposent ordinairement, les autres doivent le commander. En dehors du commerce spécialisé, vous pouvez aussi tenter votre chance auprès des producteurs manufacturiers qui vendent des feuilles fraîches d'Aloe vera (voir adresses utiles p. 119). Pour un grand sujet âgé de six mois à un an, il faut compter environ 30 euros. Les sujets plus petits sont en général vendus au poids à raison d'environ 2 ou 3 euros les 500 g. Il faut en revanche se méfier des aloès vendus en grande surface. Ils sont la plupart du temps bon marché, mais ont à coup sûr reçu des apports d'engrais chimiques et été traités avec des pesticides. Ils ne conviennent donc pas pour l'utilisation à des fins médicinales.

Prélèvement des drageons

À partir de la troisième année, des drageons apparaissent au printemps à la base de la plante, sous la première rangée de feuilles. Lors du rempotage, vous pouvez détacher ces rejets de la tige au moyen d'un couteau aiguisé et les planter individuellement dans des petits pots dans un substrat approprié (voir page précédente).

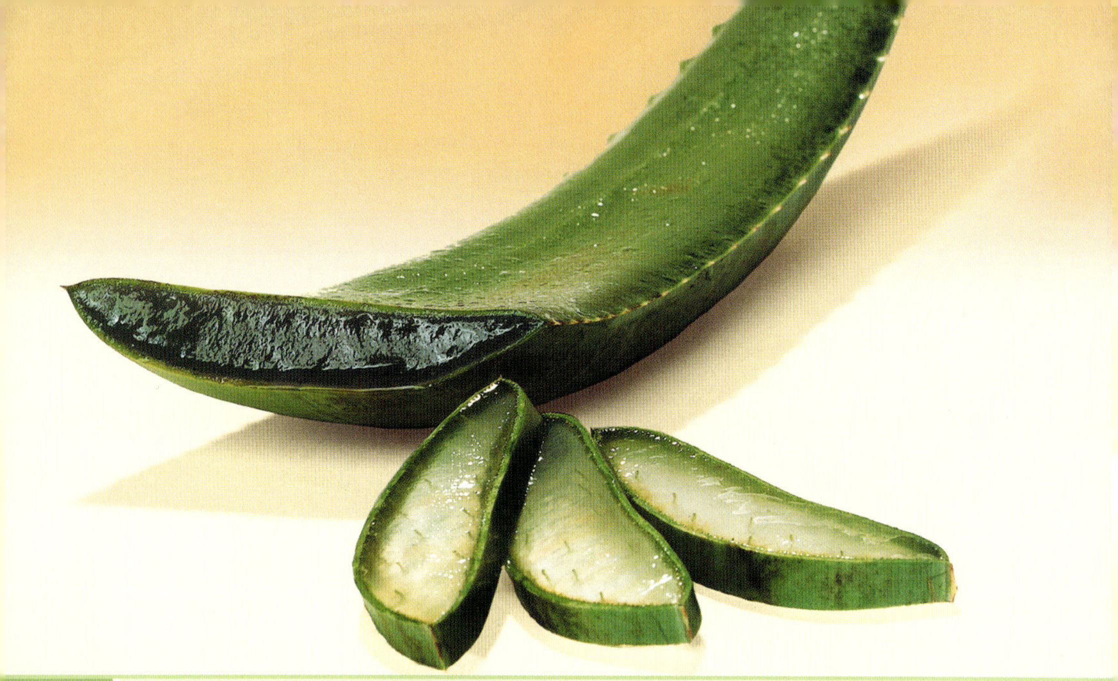

Mode d'action de l'Aloe vera

C'est à sa composition chimique unique que l'Aloe vera doit les nombreuses propriétés thérapeutiques qu'on lui connaît : il soulage les douleurs, inhibe les inflammations, favorise et accélère la guérison des plaies, régénère les muqueuses, influe positivement sur la digestion et renforce le système immunitaire. Entre 160 et 250 substances sont mentionnées dans la littérature comme entrant dans la composition chimique de l'Aloe vera. Même s'il est trop tôt pour se prononcer, la plante commençant tout juste à livrer ses secrets, il est d'ores et déjà quasiment certain que son action thérapeutique découle de la synergie de ses différents principes actifs, dont la combinaison est impossible à reproduire synthétiquement.
Les principales substances découvertes à ce jour l'ont été dans la pulpe occupant la partie centrale de la feuille. Leur absorption se fait soit par application directe de la pulpe sur la peau soit en buvant le jus. L'épiderme de la feuille contient d'autres constituants, dont certains ne sont pas encore connus.

Principaux constituants

Les principaux constituants de l'aloès sont :

- Les anthraquinones : ont un effet laxatif ; les cosmétiques et les produits alimentaires à l'Aloe vera doivent en être exempts.
- Les mono- et les polysaccharides : glucides responsables de la consistance gélatineuse de la pulpe ainsi que de son effet régénérant sur les muqueuses.
- Les vitamines, les minéraux et les oligo-éléments.
- Les enzymes, substances déclenchant les réactions biochimiques du métabolisme.
- Les acides aminés essentiels et non essentiels : éléments constitutifs des protéines de l'organisme.
- Les substances végétales secondaires (SVS)

Anthraquinones

Les anthraquinones sont des substances amères qui stimulent l'activité intestinale et produisent un effet laxatif. Le principal anthraquinone de l'aloès est l'aloïne, sur laquelle nous reviendrons par la suite. Ce liquide jaune, produit par les cellules sécrétoires de l'épiderme de la feuille d'aloès, est utilisé en petite quantité dans la fabrication de certaines liqueurs amères et de l'Élixir du Suédois. Certains laxatifs, vendus uniquement en pharmacie, en contiennent également.

Restriction à l'usage de l'aloès

ATTENTION !

Les laxatifs contenant de l'aloïne ne doivent pas être pris de manière prolongée car ils peuvent entraîner des déficits en potassium, des troubles cardiaques, une faiblesse musculaire et une paresse intestinale. L'aloïne est absolument contre-indiquée durant la grossesse car elle pourrait provoquer une fausse couche. Il est également conseillé d'éviter l'aloïne durant la période d'allaitement et pendant les règles ainsi qu'en cas d'inflammation pelvienne car elle stimule l'irrigation du pelvis. Du fait de son action irritante sur la muqueuse intestinale, elle est enfin contre-indiquée en cas de maladie intestinale inflammatoire, de maladie de Crohn, de colite ulcéreuse, d'occlusion intestinale ou d'appendicite chronique.

Glucides

Les glucides sont des pourvoyeurs de sucre indispensables à l'organisme pour produire de l'énergie. Ils sont habituellement classés en différents groupes selon leur nombre de molécules :

- Les monosaccharides, tels que le sucre industriel, sont également appelés sucres simples.
- Les polysaccharides, tels que les glucosides ou l'acémannane, glucose de l'aloès, se composent de sucres simples formant une chaîne.

En améliorant la capacité de la muqueuse intestinale à absorber les vitamines, les minéraux, les oligo-éléments et autres substances, les polysaccharides ont un effet bénéfique sur le système immunitaire. Ils sont donc très importants aussi bien pour prévenir les maladies qu'en cas de susceptibilité aux infections. En application locale, ils ont un effet vulnéraire, antalgique, résolutif, hydratant et régénérant.

Acémannane

L'acémannane est, semble-t-il, un composé chimique propre à l'aloès. Il s'agit d'un polysaccharide se présentant naturellement sous forme acétylée, c'est-à-dire qu'aux molécules de sucre sont associés certains groupes d'acétates (sels ou ester d'acide acétique), et cela selon une configuration unique. L'acémannane est donc en quelque sorte l'empreinte chimique de l'aloès. Des études en cours laissent en outre penser que l'action régénératrice exercée par l'aloès sur la peau et les muqueuses serait due à cette substance, qui résiste à la chaleur. Isoler l'acémannane n'aurait toutefois aucun intérêt, car c'est la synergie entre les différents constituants de la plante qui détermine son action.

Vitamines

L'aloès contient de nombreuses vitamines essentielles, dont l'organisme a besoin pour fonctionner normalement.

Provitamine A

La provitamine A, également appelée bêta-carotène, est un précurseur de la vitamine A, substance liposoluble synthétisée par l'organisme et connue pour son action antioxydante, son effet bénéfique sur l'acuité visuelle ainsi que son rôle dans la régénération des cellules cutanées. La vitamine A agit en outre sur la production des globules rouges et des hormones sexuelles.

Radicaux libres et antioxydants

La quantité de radicaux libres produits quotidiennement par notre métabolisme augmente en cas de surmenage physique ou psychique. Les radicaux libres sont des atomes d'oxygène, auxquels il manque un électron, ce qui les rend extrêmement réactifs. Ils attaquent les protéines et les lipides composant la paroi des cellules de l'organisme et pénètrent dans l'espace intracellulaire, où ils peuvent endommager l'ADN. Lorsqu'on bénéficie d'une alimentation saine et équilibrée, l'organisme dispose normalement de systèmes enzymatiques antioxydants suffisamment efficaces pour piéger les radicaux libres et les empêcher de nuire. Toutefois, un certain nombre de facteurs, tels que pollution, tabac, produits chimiques, insecticides, UV, rayons X ou mauvaises habitudes alimentaires, favorisent la production de radicaux libres, et l'organisme ne peut plus se défendre. Il peut en résulter des maladies chroniques et un vieillissement prématuré.

Vitamine E

La vitamine E, liposoluble comme la provitamine A, est elle aussi un important antioxydant. Couramment utilisée dans le traitement des rhumatismes, elle s'est également avérée efficace, du fait de son action immunostimulante, dans le traitement préventif et le traitement auxiliaire du cancer.

INFO

Les antioxydants

L'aloès contient plusieurs antioxydants en quantité relativement faible, comme le bêta-carotène, la provitamine A, les vitamines E et C ou le sélénium. Son utilisation sous forme de jus ou de pulpe peut donc s'avérer particulièrement utile si vous…

- ... êtes fumeur ou subissez la fumée des autres (tabagisme passif),
- ... vivez ou travaillez dans une pièce donnant sur une rue très passante,
- ... êtes régulièrement exposé à la pollution,
- ... pratiquez une activité physique intense, de type fitness,
- ... subissez beaucoup de pressions dans la vie professionnelle ou privée,
- ... avez un examen à passer,
- ... exercez un métier créatif,
- ... mettez régulièrement votre peau à rude épreuve ou
- ... souhaitez ralentir votre processus de vieillissement.

Vitamine C

Comme notre corps ne peut pas synthétiser lui-même la vitamine C, nous devons lui en fournir régulièrement par l'alimentation. La vitamine C a de multiples effets, dont le plus connu est certainement l'action immunostimulante et anti-oxydante. Elle joue aussi un rôle important dans le métabolisme de la peau, des muqueuses et du tissu conjonctif. Elle améliore en outre l'absorption du fer, sert à la formation des neurotransmetteurs (molécules libérées par les terminaisons nerveuses et jouant le rôle de messager chimique pour la transmission des influx) et est impliquée dans la production de carnitine, enzyme influant sur l'activité du myocarde. Il a également été prouvé que la vitamine C avait un effet bénéfique sur le métabolisme, le taux de cholestérol et la régulation hormonale.

Vitamines B

Les vitamines du complexe B alimentent en énergie toutes les cellules de l'organisme. Comme c'est également le cas avec les antioxydants, plus notre corps est soumis au stress, plus il a besoin de vitamines B. L'Aloe vera est un excellent moyen pour couvrir nos besoins journaliers car les vitamines qu'il contient agissent se renforcent mutuellement dans leur action.

Les vitamines B contenues dans l'Aloe vera peuvent s'avérer utiles si vous :

- avez les nerfs fragiles,
- êtes végétarien ou végétalien,
- souffrez de troubles alimentaires,
- prenez régulièrement des médicaments (demandez d'abord l'avis de votre médecin)
- prenez la pilule,
- souffrez de stress ou
- avez des difficultés à vous endormir.

Attention : Bien qu'il contienne beaucoup d'acide folique (vitamine B9), très utile durant la grossesse, l'Aloe vera est absolument contre-indiqué pour les femmes enceintes. Si vous êtes dans ce cas, demandez plutôt à votre gynécologue qu'il vous prescrive une cure d'acide folique.

Choline

La choline, substance apparentée aux vitamines du complexe B, peut être synthétisée par l'organisme si celui-ci bénéficie d'un apport suffisant en méthionine (voir p. 32). Elle joue un rôle important dans la stabilisation des membranes cellulaires.

Minéraux et oligo-éléments

À l'instar des vitamines, et contrairement aux glucides, protéines et lipides, les minéraux et les oligo-éléments ne sont pas des nutriments à proprement parler. Ils sont pourtant indispensables à l'équilibre physique et psychique ainsi qu'au fonctionnement général de l'organisme. La pulpe de l'Aloe vera contient les minéraux suivants :

Fer

Le fer est important notamment pour l'hématopoïèse (élaboration du sang) et le système immunitaire. Les personnes souffrant de carence en fer ont généralement le teint blafard et présentent une susceptibilité aux infections. L'impression de faiblesse chronique, les cheveux cassants et les ongles fendus sont également des signes pouvant laisser suspecter un déficit en fer.

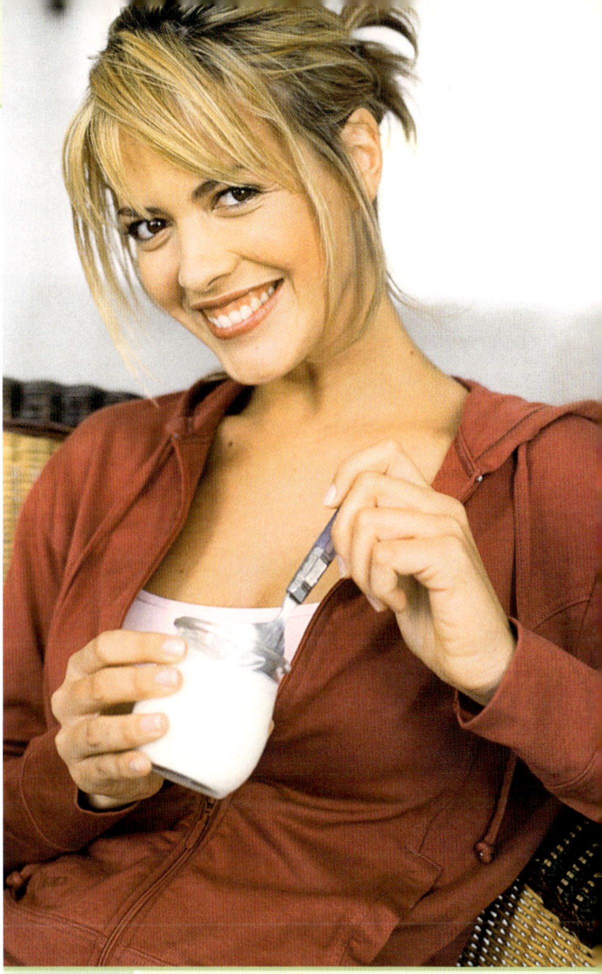

Même si vous avez une alimentation équilibrée, une complémentation par l'Aloe vera peut s'avérer utile.

Potassium

Le potassium est important pour la biosynthèse des protéines, pour le métabolisme glucidique et pour la production d'énergie. Il est en outre responsable de l'excitabilité des fibres nerveuses et des neurones et agit sur le myocarde.

Calcium

Le calcium est très impliqué dans la formation des os et la santé des dents. Il joue également un rôle dans la coagulation sanguine, la transmission des influx nerveux, la croissance et la contraction des muscles ainsi que dans le fonctionnement du myocarde.

Ce minéral active différents enzymes et influe positivement sur l'assimilation du fer. Le déficit calcique peut donner lieu à des crampes musculaires, à un état de fatigue généralisée, voire à des troubles du rythme cardiaque. Il est associé à l'ostéoporose.

Cuivre

Le cuivre est, après le fer et le zinc, l'oligo-élément le plus important pour l'organisme. Il renforce le système immunitaire, prévient les inflammations, donne à la peau un aspect juvénile, frais et sain et aide à combattre la cellulite. Il est en outre indispensable à la liaison du fer dans le sang. Le déficit en cuivre peut entraîner une anémie.

Magnésium

Le magnésium participe lui aussi au métabolisme musculaire ainsi qu'à la formation des os et des dents. Il active plus de 300 enzymes, tempère l'excitabilité des muscles et des nerfs et protège contre les maladies cardiovasculaires. Les personnes surmenées physiquement ou psychiquement présentent facilement une carence en magnésium. C'est pourquoi, en cas de stress, les médecins prescrivent souvent une complémentation en magnésium.

Manganèse

Le manganèse, qui entre dans la composition chimique de beaucoup d'enzymes, est indispensable à de nombreux processus métabolique. Il participe à la formation des os ainsi qu'à la synthèse organique de l'insuline.

Sodium

Le sodium est un minéral qui régule l'équilibre hydrique et acido-basique de l'organisme. Il participe en outre à la transmission des influx dans les nerfs et les muscles.

Phosphore

Le phosphore est, avec le sodium, le minéral le plus important du point de vue de la quantité nécessaire. En grande partie consacré à la formation des os et des dents, il est en outre indispensable à l'organisme pour produire de l'énergie à partir des autres nutriments.

Sélénium

Le sélénium est un antioxydant qui produit un effet détoxiquant en cas d'intoxication de longue date aux métaux lourds, tels que plomb, cadmium ou mercure. Notre alimentation, du fait de l'appauvrissement des sols, étant généralement peu riche en sélénium, une complémentation régulière peut s'avérer utile. Le jus d'Aloe vera, à condition qu'il soit de bonne qualité, peut y contribuer, car les sols des cultures mixtes, sur lesquels cette plante médicinale prospère, sont riches en sélénium.

Zinc

Le zinc, qui entre dans la composition de plus de 70 enzymes, influe sur le métabolisme des glucides et de la vitamine A. Il favorise l'absorption des vitamines B et influe considérablement sur le système immunitaire et les processus de guérison. Parallèlement, il inhibe les inflammations et assure la stabilité et la bonne santé de la peau, des cheveux et des ongles. Le zinc conditionne par ailleurs en grande partie l'action de plusieurs hormones, comme l'insuline, les hormones sexuelles ou les hormones thyroïdiennes.

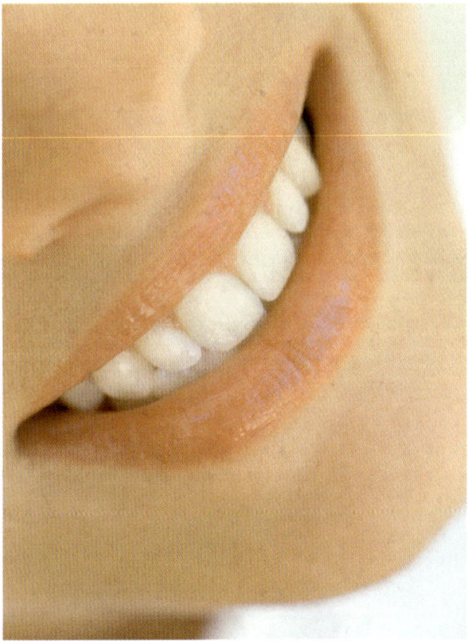

ATTENTION !

Amalgame dentaire

Si vous avez un ou plusieurs plombages, il est conseillé de les faire retirer par votre dentiste avant de prendre régulièrement du sélénium ou des compléments alimentaires qui en contiennent, car les substances détoxiquantes, dont il fait partie, ont la propriété de libérer les particules d'amalgame, qui s'accumulent alors dans d'autres parties du corps, comme le tissu conjonctif ou le pancréas, provoquant ainsi une intoxication lente et sournoise.

Enzymes

Les enzymes sont également appelés catalyseurs, car ils ont la particularité de déclencher des réactions chimiques dans l'organisme, de les accélérer ou de les inhiber. Les enzymes de l'Aloe vera stimulent l'activité intestinale, ce qui a pour effet de favoriser la dégradation des aliments et l'absorption des nutriments. La bradykinase, enzyme contenue dans la partie centrale de la feuille, a un effet analgésique, apaisant et vulnéraire, tout comme d'ailleurs l'acide salicylique, qui s'y trouve également.

Acides aminés

Notre organisme a besoin d'acides aminés pour former ses propres protéines. Or, parmi les vingt acides aminés entrant dans la composition des protéines, les neuf plus importants, dont nous dressons ici la liste, ne sont pas synthétisés par l'organisme. Ils doivent donc nous être apportés par l'alimentation. La présence dans l'Aloe vera de la totalité des acides aminés, aussi bien essentiels que non essentiels, a été mise en évidence.

- **Histidine** Participe à la formation des globules rouges et des globules blancs, a un effet hypotenseur, stimule la production des acides gastriques et joue le rôle de médiateur dans les réactions allergiques.
- **Isoleucine** Régule l'équilibre azoté de l'organisme.
- **Leucine** Responsable de l'élasticité des muscles et de la production d'énergie dans l'ensemble du corps.
- **Lysine** Principal constituant des anticorps, agit positivement sur les vaisseaux ; un déficit en lysine provoque fatigue et difficultés de concentration.
- **Méthionine** Favorise la détoxication du foie et des reins.
- **Phénylalanine** Est indispensable à la thyroïde pour produire la thyroxine ; aide en cas de troubles mnésiques, de migraines et de dépressions.
- **Thréonine** Contribue à la régulation immunitaire et à la production d'énergie.
- **Tryptophane** Précurseur de la niacine (vitamine B3) ; déclenche la biosynthèse de la sérotonine et de la mélatonine, hormones qui ont un effet relaxant et apaisant sur l'ensemble de l'organisme.
- **Valine** Responsable, comme la leucine, de l'élasticité des muscles et de la production d'énergie.

Substances végétales secondaires

Les substances végétales secondaires (SVS) ne se trouvent que dans certaines plantes, et toujours quantité infime. Elles s'opposent aux agents pathogènes, préviennent le cancer, agissent contre les radicaux libres et renforcent le système immunitaire. L'aloès en contient plusieurs, dont voici la liste :

- **Lignine** Fibre stimulant la digestion.
- **Acide salicylique** Antalgique naturel que l'on trouve aussi sous forme synthétique dans l'aspirine ; a un effet fébrifuge et anti-inflammatoire.
- **Stéroïdes** Substances de type cholestérol qui ont une action anti-inflammatoire.
- **Prostaglandine** Substance hormonale impliquée dans de nombreux processus métaboliques, notamment le métabolisme cutané.
- **Tannins** Substances anti-inflammatoires et anti-infectieuses, responsables de la fermeture des pores de l'aloès en cas de blessure et de l'arrêt du « saignement ». Les tannins privent les bactéries de terrain nourricier en liant les substances protéiniques de la peau et des muqueuses.
- **Anthraquinones** Substances bactéricides et laxatives, dont l'aloïne, contenues dans l'épiderme de la feuille.
- **Catéchine** Groupe de flavonoïdes qui normalisent la tension artérielle et ont une action antibactérienne.
- **Substances amères** Substances présentes dans l'épiderme de la feuille et, dans une moindre mesure, dans la pulpe ; stimulent la digestion.

Bioflavonoïdes

Les flavonoïdes contenus dans l'Aloe vera sont des substances végétales secondaires qui favorisent l'absorption par les muqueuses intestinales des nutriments (comme les vitamines) et augmentent la bio disponibilité des nutriments. Par bio disponibilité, on entend la quantité de nutriments réellement absorbés par l'organisme et acheminés jusqu'aux cellules somatiques. Cette quantité est généralement inférieure à la quantité présente dans les aliments ingérés. Les dépôts toxiques encrassant la muqueuse des intestins, les perturbations de la flore intestinale et les maladies chroniques (notamment du tube digestif) réduisent l'absorption des nutriments. Les constituants de l'aloès, tels qu'ils sont combinés, présentent une bio disponibilité supérieure aux vitamines et aux minéraux proposés sous forme de comprimés.

État actuel de la recherche

Le regain d'intérêt porté ses dernières années à l'action de l'Aloe vera a poussé les chercheurs à s'intéresser de près à cette plante. Deux méthodes sont couramment employées :

- Les études cliniques, réalisées sur l'homme, ont pour objectif de vérifier l'efficacité d'un médicament, chimique ou naturel.
- Les études expérimentales, menées en laboratoire sur des cultures cellulaires ou sur des animaux, ont pour objectif d'acquérir une meilleure compréhension du mode d'action d'une substance médicamenteuse. Les effets prouvés ne coïncident pas forcément avec les effets cliniques observés chez l'homme.

Études cliniques

Des études cliniques ont été menées avec succès aux États-Unis et en Thaïlande sur l'action de l'Aloe vera en application locale dans le traitement des maladies cutanées inflammatoires, des plaies, des brûlures, des coups de soleil, des gelures, de l'acné et des piqûres d'insectes.

En Allemagne, des rapports d'études font état de résultats positifs obtenus avec l'Aloe vera durant et après des cures de chimio- et de radiothérapie, notamment en ce qui concerne la guérison des plaies, et contre les effets secondaires touchants les muqueuses internes. Plusieurs rapports concernent également l'emploi de l'Aloe vera dans le traitement du diabète de type I (insulinodépendant) : après trois mois de prise régulière de jus d'aloès de qualité supérieure, la dose journalière d'insuline a pu être diminuée de 20 %. L'application locale concomitante de pulpe d'aloès s'est accompagnée d'une disparition progressive des démangeaisons cutanées et d'une guérison des plaies des pieds, favorisées par le diabète. Des chercheurs japonais ont étudié l'action d'un groupe spécifique de polysaccharides de l'Aloe vera agissant sur les cellules tumorales. Des études sont également en cours sur ce sujet en France, en Allemagne, en Grande-Bretagne, en Scandinavie et aux États-Unis.

Une équipe du Morriston-Hospital de Londres étudie depuis 2002 l'action de la pulpe d'Aloe vera en usage interne auprès de 250 volontaires souffrant du syndrome de l'intestin irritable.

Des chercheurs de la « Barts and London School of Medicine and Dentistry » ont constaté que l'Aloe vera administré par voie orale favorise la guérison des ulcères. On compte enfin sur l'aloès pour traiter les éruptions cutanées liées à la prise d'anti-inflammatoires.

ALOÈS SAIN

L'une de mes amies a un Aloe vera dont les feuilles sont couvertes d'insectes. Doit-elle le jeter ?

Bien qu'en général assez peu sensible aux nuisibles, il arrive que l'aloès, lorsqu'il pousse à l'intérieur, c'est-à-dire dans un environnement qui n'est pas le sien, se montre moins résistant. Si des nématodes ont envahi le substrat et ont commencé à attaquer les racines, il n'y a malheureusement plus rien à faire et il faut se débarrasser de la plante. Il est en revanche possible de lutter contre les pucerons et les acariens. Pour cela, vaporisez les parties touchées avec de l'eau et placez l'aloès deux heures en plein soleil. Pendant ce temps, faites bouillir une gousse d'ail pendant cinq minutes dans un demi-litre d'eau et laissez refroidir. Vaporisez votre aloès chaque jour avec la décoction ainsi obtenue. Autre possibilité : badigeonnez les feuilles au moyen d'un pinceau avec un mélange composé de deux cuillers à café de savon noir, d'une cuiller à soupe d'eau et de trois gouttes d'huile essentielle de tea-tree. Renouvelez régulièrement l'opération.

Est-il vrai que le fait d'avoir un aloès chez soi influe positivement sur l'atmosphère de la pièce ?

Oui, car l'aloès a le pouvoir de lier le formaldéhyde présent dans l'air (émanant généralement des moquettes, des meubles en aggloméré et des vieilles peintures). Il faut toutefois noter que, du fait que ce polluant s'accumule à l'intérieur des feuilles, la plante ainsi exposée n'est plus adaptée à l'usage thérapeutique. En conclusion, les plantes destinées à servir aux soins de première urgence doivent toujours être placées dans des pièces exemptes de formaldéhydes.

Pourquoi faut-il préférer le jus d'Aloe vera vendu dans du verre plutôt que dans du plastique ?

La conservation dans un récipient en plastique peut entraîner des interactions chimiques entre les constituants de l'aloès et le matériau, dommageable pour la qualité du produit. Cet effet est encore accru par la présence de conservateurs dans le produit.

J'ai vu, lors d'un séjour en Espagne, des femmes casser des feuilles d'aloès et s'enduire la peau avec. À quoi cela sert-il ?

Le gel d'aloès ne protège pas contre les coups de soleil, mais il apporte à la peau l'hydratation supplémentaire dont elle a besoin pour ne pas se dessécher. Il ne faut donc pas hésiter, lors de votre prochain voyage, à imiter les autochtones. Sur le chemin de la plage, cassez une feuille d'Aloe vera et enduisez votre peau avec la pulpe qui s'en échappe. Mais attention : l'aloïne peut tacher les vêtements.

Les formes de présentation

Après son succès aux États-Unis, l'Aloe vera a conquis le marché agroalimentaire et parapharmaceutique européen. Toutefois, les produits proposés ne sont pas toujours d'une qualité irréprochable, loin s'en faut, quand il ne s'agit pas tout simplement de mélanges douteux. Il n'est pas rare que le nom de la plante apparaisse en gros sur le flacon dans le seul but de faire vendre, alors même qu'elle n'entre que pour une très faible part dans la composition du produit et que son action est en grande partie compromise, voire annihilée, par les procédés de fabrication et de stabilisation. On trouve même aujourd'hui des yaourts contenant des morceaux de pulpe d'Aloe vera. Du point de vue gustatif, cela n'apporte pas grand-chose et il serait bien extraordinaire qu'après la transformation et le traitement du laitage en vue de sa conservation il reste encore quelque chose des principes actifs de la plante.

> L'Aloe vera convient parfaitement pour les soins de la peau ainsi que pour le traitement de nombreuses maladies.

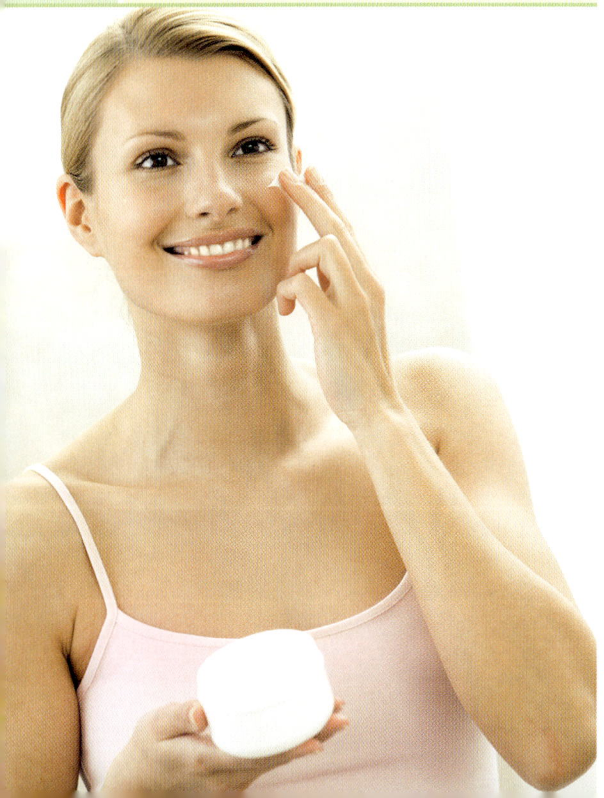

Gel d'Aloe vera

Au sens pharmaceutique, le gel d'aloès n'est pas un gel, mais du jus brut stabilisé et épaissi 10 à 40 fois. Il est appelé gel en raison de sa teneur élevée en hétéropolysaccharides et de ses propriétés physiques. Le gel d'aloès s'utilise uniquement en usage externe, pour traiter par exemple certaines affections cutanées, comme l'acné ou la dermatite atypique, ou pour soigner les blessures, les brûlures, les coups de soleil ou les piqûres d'insectes. Le gel d'Aloe vera est également utilisé en cosmétique. Certains fabricants américains appellent « gel » le jus d'Aloe vera destiné à l'usage interne.

Jus d'Aloe vera

Le jus d'Aloe vera existe en différentes contenances, du flacon de 25 cl jusqu'au gallon (environ 4 l) importé des États-Unis. L'aspect, la consistance et le goût peuvent varier considérablement en fonction du mode de culture, du procédé de fabrication et du traitement employé en vue de la conservation. Certains fabricants mélangent jus d'aloès et jus de fruit ou arômes de fruits, tandis que d'autres jus sont obtenus à partir de concentré avec, *in fine*, un rapport aloès/eau de 1/9. Les boissons énergétiques à l'Aloe vera contiennent en fait très peu d'aloès et ne sont souvent que de vulgaires jus de fruits. En aucun cas ces boissons ne peuvent être considérées comme un complément alimentaire valable.

Huile à l'Aloe vera

L'aloès lui-même ne contient aucun corps gras. Aussi, pour l'application externe faut-il lui adjoindre un support gras, qui permet aux principes actifs de se diffuser dans les tissus. Pour cela, écrasez de la pulpe fraîche d'Aloe vera dans une huile végétale – par exemple de l'huile de jojoba, de sésame ou de bardane. Le macérat ainsi obtenu est utilisable tel quel, mais il ne se garde pas d'une fois sur l'autre. Les huiles à l'Aloe vera proposées dans le commerce sont généralement additionnées de parfums et de conservateurs. Il est donc recommandé de toujours bien lire l'étiquette avant d'acheter.

Teinture d'aloès

Pour la fabrication d'une teinture, la pulpe fraîche est mélangée à de l'alcool à 70° selon un rapport 1:10. La mixture ainsi obtenue peut servir à la préparation de bains de bouche désinfectants ou d'après-rasage pour calmer le feu du rasoir. Mais attention : il est déconseillé de l'utiliser en cas de peau sensible ou lésée du fait de sa teneur élevée alcool.

INFO

Durée de conservation du jus

Une fois la bouteille ouverte, le jus d'Aloe vera se garde deux semaines au réfrigérateur s'il ne contient aucun agent conservateur et jusqu'à six mois dans le cas contraire.

Crèmes de soin à l'Aloe vera pour le visage, le corps et les pieds

Pour la préparation d'une crème, l'aloès sous forme de gel est mélangé à des substances grasses, des émulsifiants et des parfums. L'utilisation de parfums synthétiques se remarque facilement à l'odeur artificielle du produit. Il n'est pas facile de trouver une crème à l'Aloe vera vraiment réussie. Il arrive souvent que l'absorption par la peau ne soit pas optimale ou que la texture soit savonneuse, voire gluante, et provoque de ce fait, une fois l'application terminée, une sensation d'inconfort.

Lotions pour le visage

Les laits pour le visage contiennent moins de substances grasses que les crèmes et les laits corporels, car le visage est la région du corps la plus riche en glandes sébacées.

Lotions corporelles

Les laits pour le corps sont moins gras que les crèmes, mais plus gras que les laits pour le visage. Conseil : pour les zones poilues, riches en glandes sébacées, il est préférable de mélanger lotion pour le corps et lotion pour le visage.

INFO

Cosmétiques haut de gamme

Le recours au séchage ou à l'épaississement en vue d'obtenir une poudre ou un concentré est monnaie courante en cosmétologie. Il arrive donc bien souvent que des produits vendus comme crème ou lotion à l'Aloe vera ne contiennent en fait que 1 ou 2 % d'aloès pour environ 80 % d'eau, émulsifiants et parfums se partageant les 18 ou 19 % restants. Aussi est-il très important de bien se renseigner sur le fabricant et ses exigences en matière de qualité. Vous trouverez en annexe, à la page 119, les références des principaux fabricants de produits de beauté à l'Aloe vera distribués en France.

Masque pour le visage, ampoules antirides et eau pour le visage

Pour les soins du visage, il est particulièrement important de choisir des produits haut de gamme, à teneur élevée en Aloe vera. Pour une hydratation optimale, la seule base valable est le jus d'aloès car il pénètre quatre fois plus vite que l'eau.

Protections solaires à l'aloès

Lorsque nous passons nos vacances dans le sud, il arrive souvent que nous nous exposions au soleil pendant plusieurs heures d'affilée. Il est alors indispensable de s'enduire la peau d'une crème solaire à indice de protection élevé et d'appliquer ensuite, une fois rentré chez soi, un soin après-solaire. Pour cela, emmenez avec vous une bonne protection solaire à l'Aloe vera et un tube de gel d'aloès haut de gamme. Entre autres avantages, les produits naturels à base d'Aloe vera offrent un meilleur rendement que les produits solaires habituels, protègent plus longtemps et résistent à l'eau. De par leur composition et leur mode de fabrication, ils contribuent en outre à la protection de l'environnement.

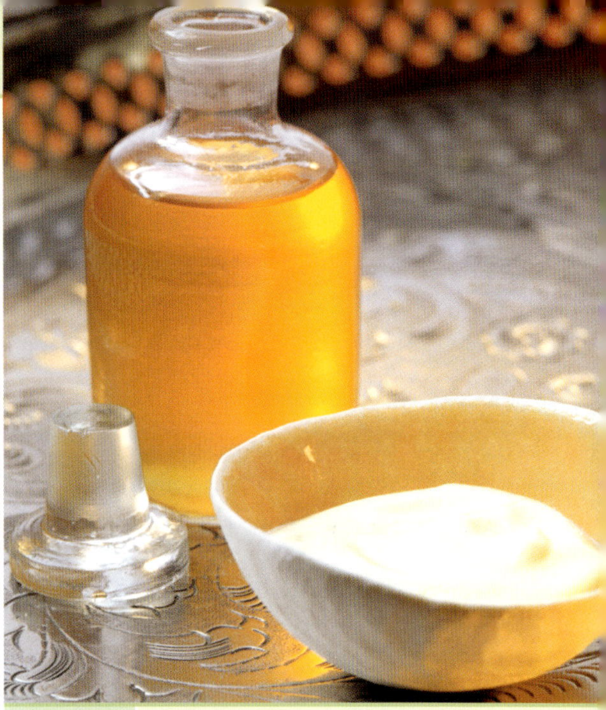

Pour les produits de soin, l'Aloe vera, naturellement exempt de corps gras, doit être additionné d'huile végétale.

Bains de bouche et dentifrices à l'Aloe vera

Les bains de bouche à l'aloès soulagent en cas de gingivite et désinfectent les muqueuses. L'utilisation quotidienne d'un dentifrice à l'aloès protège la bouche contre les inflammations et les infections.

Shampoings, rinçages et masques capillaires

Du fait de la consistance naturellement gélatineuse et visqueuse de l'aloès, les shampoings et autres produits de soins capillaires sont additionnés d'agents saponifiants et moussants, généralement synthétiques. Aussi, comme pour tous les produits de beauté, l'efficacité de l'aloès contenu dans un produit capillaire est-elle en grande partie fonction de la nature des additifs et du mode de fabrication.

Spray apaisant à l'Aloe vera

Plusieurs fabricants proposent un spray à base d'aloès pour calmer les douleurs en cas de blessure ou de brûlure. On peut aussi l'utiliser pour traiter les animaux (par exemple en cas de morsure par un autre animal ou de plaies dues au grattage), dont il fait en outre briller le poil.

Capsules d'Aloe vera

Les capsules d'aloès, généralement obtenues par déshydratation du gel au moyen de procédés de dessiccation, ne contiennent pratiquement aucun principe actif, et leur consommation est sans intérêt. Seules les capsules fabriquées à partir de pulpe entière lyophilisée et ne contenant aucun additif peuvent éventuellement s'avérer utiles.

Dilutions homéopathiques et solutions injectables à base d'aloès

Pour l'usage médical, l'aloès existe sous forme de dilutions homéopathiques ainsi que sous forme de poudres pour solution injectable, fabriquées à partir de feuilles ayant été soumises la bio-stimulation (voir p. 93 et suivantes).

Feuille fraîche d'Aloe vera

La feuille fraîche sert de matière première à la fabrication des produits de beauté faits maison ainsi que des remèdes à usage interne ou externe. Selon la nature du sol, l'ensoleillement et le mode de culture, il existe de grandes différences de qualité d'une plante à l'autre, ce qui se reflète aussi bien dans le poids des feuilles que dans l'humidité, la consistance et la teneur en nutriments de la pulpe. La différence est perceptible au toucher et à l'odeur : les feuilles provenant de monocultures sont plus plates, plus larges et plus dures, car elles contiennent moins de pulpe. Elles ont en outre un léger parfum de résine. À l'inverse, les feuilles prélevées sur des sujets ayant poussé dans des cultures mixtes sont élastiques et comme gonflées. Les feuilles nourries au moyen d'engrais chimiques peuvent, elles aussi, présenter un bel aspect, mais cela tient surtout à la quantité d'eau qu'elles emmagasinent et non à leur teneur en substances vitales. Il est donc recommandé de toujours utiliser des feuilles issues de la culture biologique. La feuille d'aloès ne supporte ni la forte chaleur ni le froid intense. Il ne faut pas la conserver dans du plastique, mais dans du papier absorbant.

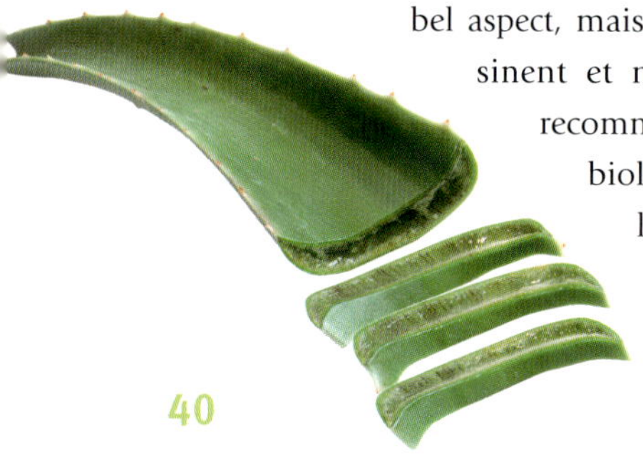

Ce à quoi il faut être vigilant lors de l'achat

Les produits à l'Aloe vera – qu'il s'agisse de compléments alimentaires ou de produits de beauté – sont vendus en pharmacie, dans les magasins bio et dans les magasins de diététique, mais on les trouve aussi de plus en plus souvent dans la grande distribution et sur Internet. On peut également les commander directement au fabricant, qui les envoie alors par la poste. Le plus important lors de l'achat est de lire attentivement tout ce qu'il y a d'écrit sur l'étiquette, la notice ou sur la fiche produit, car ce qui est indiqué en grosses lettres est souvent trompeur. Pour un même produit, le prix peut en outre aller du simple au triple.

Vente par correspondance sur Internet

Les prix proposés sur Internet ont beau être attractifs, il convient d'être prudent car les produits sont présentés de façon à susciter dans l'esprit du consommateur l'idée de santé et de procédés de fabrication respectueux de la qualité, ce qui ne correspond pas forcément à la réalité. Même si vous prenez la peine de demander par e-mail au distributeur des précisions sur l'article qui vous intéresse, concernant par exemple le mode de culture, de récolte ou de fabrication, restez critique par rapport à la réponse que l'on vous fait.

Beaucoup de vendeurs ne sont eux-mêmes pas très bien informés et certains sont prêts à raconter n'importe quoi pour écouler leur marchandise.

Vente directe par réseau (VDR)

Les produits à l'Aloe vera fabriqués aux États-Unis sont souvent vendus aux distributeurs européens par des sociétés internationales de vente directe par réseau. Le principal inconvénient de ce système est qu'en tant qu'acheteur vous payez non seulement le produit, mais aussi la marge bénéficiaire des différents distributeurs ayant un pourcentage sur

INFO

Jus d'aloès de qualité supérieure pour l'usage interne

Les principales qualités d'un bon jus d'aloès sont :

- L'absence d'eau de reconstitution
- L'absence d'acide citrique
- L'absence de conservateurs
- L'emploi exclusif de la pulpe entière (à l'inverse du procédé consistant à presser la feuille entière et en éliminer les éléments indésirables par filtration)
- Une certification bio

le chiffre d'affaire, ce qui représente un surcoût. Autre inconvénient : la plupart des distributeurs n'ont aucune compétence en matière de santé. En ce qui concerne les qualifications du distributeur, vous devez chercher à savoir :

- S'il s'agit d'un médecin ou d'un thérapeute et, dans ce cas, depuis combien de temps il travaille avec l'Aloe vera.
- Si ce médecin ou thérapeute a constaté une amélioration des troubles chez des patients ne répondant pas aux traitements conventionnels.
- Si la vente de produits à base d'aloès a pour but d'enrichir le cabinet. Dans ce cas, il faut se méfier, car la logique marchande ne fait pas bon ménage avec la qualité des soins.

Il faut donc toujours demander au médecin ou au thérapeute qui cherche à vous vendre de l'aloès quelles sont ses motivations. L'idéal serait qu'il travaille en collaboration avec le réseau sans avoir de participation au chiffre d'affaire et qu'il se contente de vous le recommander. Ce serait une manière pour lui de prouver son indépendance et de ne pas faire de concurrence directe aux officines.

ATTENTION !

Étiquettes, labels et logos

Quel que soit le distributeur auquel vous vous adressez, méfiez-vous des produits à l'Aloe vera portant les mentions suivantes :

- « Aqua » : signifie que le produit est fabriqué à partir d'aloès lyophilisé ou séché par pulvérisation, auquel on a rajouté de l'eau.
- Jus pressé : le terme de jus pressé n'est pas une dénomination reconnue par la réglementation européenne sur les jus de fruits. Seul le jus non reconstitué peut être vraiment considéré comme pur jus.
- IASC : ce label indique uniquement que le produit contient effectivement de l'Aloe vera, mais sans aucune garantie de teneur minimale (voir p. 21). Seuls les logos biologiques officiels, comme AB pour la France, accompagnés d'un numéro de certification et du nom de l'organisme certificateur (en France, généralement Ecocert), garantissent une qualité 100 % biologique. C'est là le seul label qui veuille dire quelque chose.

AB
AGRICULTURE BIOLOGIQUE

Entretien avec le professeur Heinz Schilcher

Le professeur Heinz Schilcher est président d'honneur de La Fédération des praticiens allemands en médecine naturelle et régulatrice. Il milite depuis des années pour une cohabitation pacifique des médicaments chimiques de synthèse et des phytomédicaments.

L'UTILISATION DE L'ALOE VERA EN TANT QUE REMÈDE

Conseilleriez-vous à un pharmacien de proposer à ses clients des produits à l'Aloe vera ?

Tout dépend de l'usage qu'on souhaite en faire. Je n'ai rien à redire contre l'utilisation de produits à l'aloès en application externe. J'ai moi-même toujours obtenu de bons résultats avec la pulpe fraîche. J'ai chez moi deux aloès. En cas de besoin, je coupe une feuille, j'en retire la pulpe et j'applique celle-ci sur la blessure ou la zone enflammée. Cette méthode est certainement plus efficace que l'application d'un gel d'aloès acheté dans le commerce, car la pulpe fraîche contient un faible pourcentage d'anthraquinones, substances très actives, dont les produits finis doivent être normalement exempts.

Et que pensez-vous de l'utilisation de l'Aloe vera en usage interne sous forme de jus ?

Je ne suis pas favorable à cet usage, à moins que le produit soit totalement exempt d'anthraquinones, ce qui doit être clairement spécifié sur l'étiquette. Ces substances amères, naturellement présentes en assez grande quantité dans l'épiderme de la feuille d'aloès, sont non seulement très laxatives, mais elles peuvent aussi avoir une influence négative sur la fonction intestinale, le système cardiovasculaire et les muscles. La principale de ces substances, l'aloïne, peut même provoquer une fausse couche chez la femme enceinte. L'emploie de l'aloès, surtout en usage interne, est également déconseillé durant l'allaitement et les règles.

Vous avez récemment consacré un livre aux plantes médicinales et à leurs domaines d'indications. Quelle était votre intention en écrivant cet ouvrage ?

Dans ce livre, Susanne Kammerer et moi avons essayé de concilier les connaissances scientifiques et les résultats de la médecine empirique. Les tisanes médicamenteuses et les produits phytopharmaceutiques que nous recommandons – dont l'aloès, pour le traitement à court terme des constipations aiguës – sont également utilisés en médecine dite conventionnelle. Malheureusement, la plupart des phytomédicaments sont considérés comme des médicaments de confort et seront amenés à ce titre à être de moins en moins remboursés.

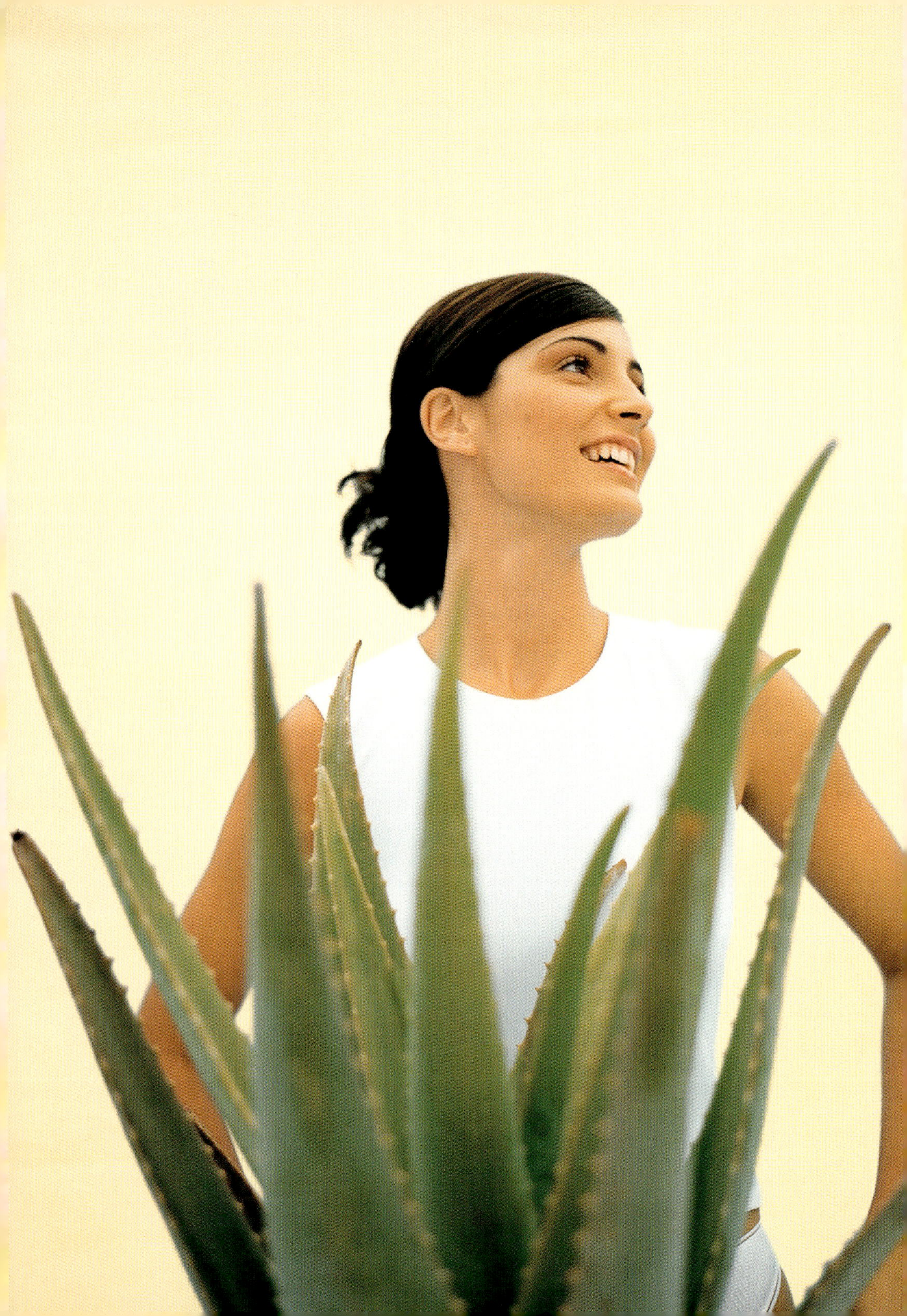

Santé sur toute la ligne avec l'Aloe vera

« Économie de moyens », telle pourrait être la devise des plantes médicinales. Cela vaut tout particulièrement pour l'aloès, qui, avec un nombre non négligeable mais tout de même limité de principes actifs, peut se montrer d'une grande efficacité pour un nombre incalculable de maux. Aussi la « reine des plantes » est-elle utilisée depuis des millénaires pour traiter les troubles les plus divers. L'aloès a également fait la preuve de son efficacité dans le traitement des maladies de civilisation, telles que les allergies ou le diabète.

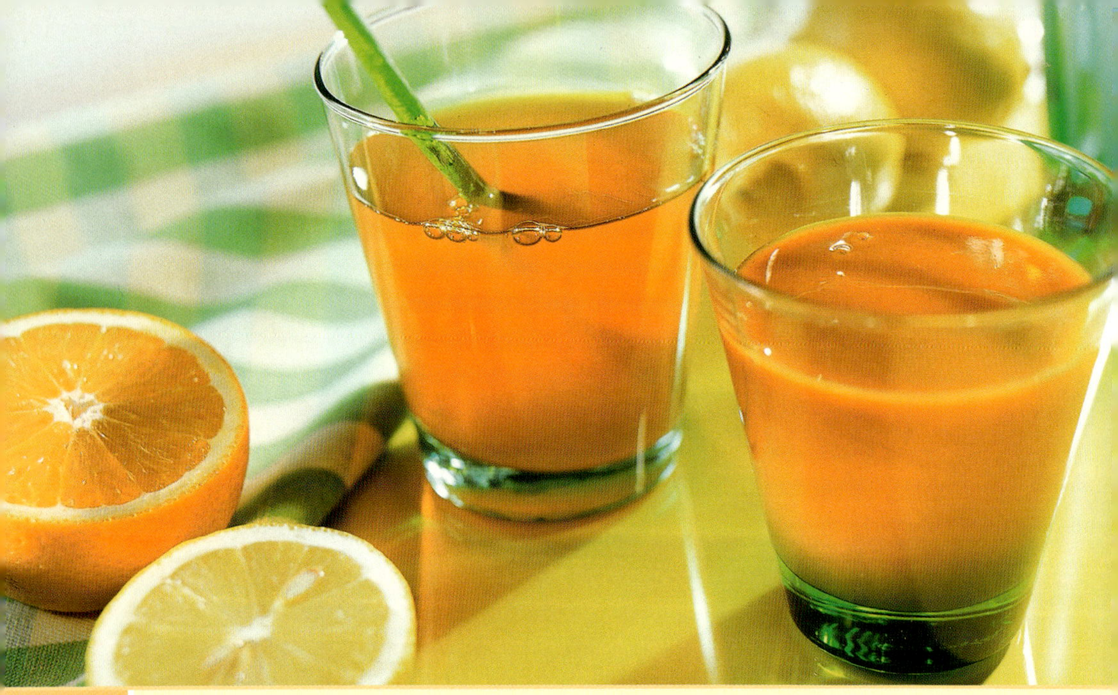

L'Aloe vera dans la prévention des maladies

Même si vous faites attention à la façon dont vous vous nourrissez, que votre alimentation comporte beaucoup de fruits et de légumes frais, vous ne pouvez pas être certains à 100 % que votre organisme bénéficie en permanence de tous les nutriments dont il a besoin pour fonctionner de manière optimale. Les recommandations des pouvoirs publics en matière d'apports journaliers, minimaux comme maximaux, concernant les nutriments sont à prendre avec des pincettes, car ce dont nous avons réellement besoin dépend de nos prédispositions et de notre mode de vie. Ces conseils s'adressent par ailleurs uniquement aux personnes en bonne santé et ne tiennent aucun compte des personnes malades, qui ont des besoins spécifiques. Il est toutefois indéniable que les aliments que nous consommons s'appauvrissent de plus en plus. Il suffit, pour s'en convaincre, de voir ce que le ministère de la Santé est obligé de recommander pour compenser le déficit des aliments en nutriments : manger cinq portions de fruits ou de légumes par jour. Or il suffit d'essayer pour s'apercevoir que cela n'est pas si facile.

D'où viennent nos déficits en nutriments ?

Le processus semble inexorable : nos produits agroalimentaires sont de plus en plus pauvres en constituants essentiels. Les causes de ce déficit en vitamines, minéraux, enzymes et autres substances indispensables sont extrêmement multiples. Elles peuvent être recherchées dans le mode de culture et de transformation, aussi bien que dans les conditions d'entreposage. Mais le fait que l'organisme ne bénéficie pas de ce dont il a besoin en quantité suffisante peut aussi être lié à l'hygiène de vie et aux habitudes alimentaires, ou bien à une diminution de sa capacité d'absorption.

Cueillette prématurée

Il est suffisamment connu que les fruits et les légumes venant de pays lointains sont dans la plupart des cas cueillis avant maturité afin qu'ils ne s'abîment pas durant le transport. Malheureusement, rares sont les variétés qui parviennent à mûrir (suffisamment) en cours de route. Cela a un effet négatif non seulement sur le goût, mais aussi sur la teneur des produits en nutriments. La seule façon de résoudre ce problème est de toujours donner la priorité aux fruits et légumes de saison, produits à distance raisonnable du domicile.

Sols de mauvaise qualité

Les sols sur lesquels poussent les fruits et les légumes que nous consommons sont souvent lessivés, acides et riches en azote. Cela se répercute négativement sur la teneur des produits en nutriments. Pour éviter ce problème, un seul moyen sûr : l'agriculture biologique.

Mauvais entreposage

Les conditions régnant dans les entrepôts où les fruits et légumes, après avoir été cueillis, attendent d'être affrétés sont parfois alarmantes : la moisissure des murs se communique aux sacs de transport (ce qui arrive souvent notamment avec les noix et les céréales). Dans les pays au climat chaud et humide, des bactéries peuvent souiller les denrées entreposées.

Aliments « contaminés »

Excès d'engrais, poissons pêchés dans des eaux polluées, blé traité au moyen de fongicides au mercure : on ne compte plus les exemples de répercussion directe de la pollution environnementale et des mauvaises pratiques sur la teneur en toxines des aliments que nous consommons. Ici aussi, la seule façon de limiter les risques est de privilégier les produits issus de l'agriculture biologique, mode de culture renonçant aux engrais chimiques et aux insecticides.

Transformation et conservation

L'industrie agroalimentaire moderne a continuellement recours à des procédés de transformation qui entraînent la destruction de vitamines et d'oligo-éléments importants. La stérilisation des produits alimentaires réduit leur teneur naturelle en vitamine C et B6. Les sels d'aluminium utilisés pour la stabilisation peuvent être dangereux pour l'organisme en raison de leur toxicité. La cuisson détruit tout ou partie de la vitamine C et de la vitamine B9 (acide folique). Pour éviter ces problèmes, choisissez de préférence des aliments non transformés ou le moins transformés possible et préparez-les selon des méthodes respectueuses des nutriments.

Alimentation et hygiène de vie

Les carences en nutriments ne sont toutefois pas uniquement dues à la qualité des aliments, mais aussi bien souvent à la façon de s'alimenter et à l'hygiène de vie.

Alimentation monotone et troubles du comportement alimentaire

Sans parler de la boulimie et de l'anorexie, deux troubles extrêmes dont souffrent pourtant de plus en plus d'individus, surtout jeunes, les troubles du comportement alimentaire, même modérés, peuvent entraîner des carences. Lorsque, par exemple, on mange toujours la même chose ou qu'on prend rarement le temps de faire un vrai repas, il y a peu de chances que l'organisme bénéficie d'apports nutritionnels suffisants.

Besoins accrus non couverts

Dans certaines situations – par exemple lorsqu'une femme est enceinte ou allaite, lorsqu'on est malade ou qu'on est vieux – l'organisme a besoin de certains nutriments en quantité accrue. C'est aussi le cas quand on prend des médicaments de manière prolongée (notamment diurétiques et contraceptifs), lorsqu'on consomme de l'alcool tous les jours ou qu'on fume beaucoup. Lors d'un régime restrictif, *a fortiori* s'il est intensif, les apports journaliers en nutriments ne suffisent généralement pas à couvrir les besoins normaux de l'organisme.

Mauvaise préparation des aliments

La cuisson longue détruit une partie des minéraux et vitamines contenus dans les aliments, ce qui provoque une baisse de leur valeur nutritionnelle. Aussi est-il important de manger le plus souvent possible des fruits et des légumes crus. Lorsque vous faites revenir vos légumes à la poêle, dans un peu d'huile ou un fond d'eau, retirez-les du feu suffisamment tôt afin qu'ils restent croquants.

Mauvaise absorption des aliments

L'apport insuffisant en vitamines et minéraux peut aussi être dû à des troubles de l'absorption.

Intolérances alimentaires

Lorsqu'on ne tolère pas certains aliments, comme le lactose ou le gluten, on se trouve automatiquement privé de tous les produits qui en contiennent, ce qui, par la force des choses, entraîne des carences.

Détérioration de la flore intestinale

La capacité d'absorption des nutriments contenus dans les aliments dépend de la constitution de la muqueuse intestinale et de la composition de la flore. L'accumulation dans les muqueuses de toxines insuffisamment dégradées par le foie et non éliminées par les reins ainsi que l'affaiblissement du système immunitaire sous l'effet de maladies se répercutant sur la flore intestinale réduisent l'absorption des nutriments.

Affections hépato-biliaires

Les maladies du foie et de la vésicule biliaire se traduisent elles aussi par une mauvaise digestion. Les troubles hépatiques entraînent une déficience de la synthèse des protéines et des acides aminés – c'est-à-dire de la production par l'organisme de ses propres protéines et des éléments qui les composent – une diminution du stockage du zinc et une utilisation insuffisante de la vitamine B6.

Affections gastro-intestinales

Lorsqu'on prend des laxatifs, qu'on souffre de diarrhées chroniques ou qu'on est atteint d'une maladie intestinale inflammatoire, du type maladie de Crohn ou colite ulcéreuse, certains nutriments ne peuvent pas parvenir jusqu'au sang, ce qui entraîne forcément des carences.

Champignons et parasites

Les champignons et les parasites prolifèrent souvent pendant des années dans l'organisme sans qu'on s'en aperçoive. Ils se nourrissent des nutriments transportés par le sang. Aussi, jusqu'à l'apparition des premiers symptômes, peuvent-ils faire de véritables ravages.

› Les légumes que nous consommons sont de plus en plus pauvres en nutriments. L'Aloe vera aide à combler le déficit.

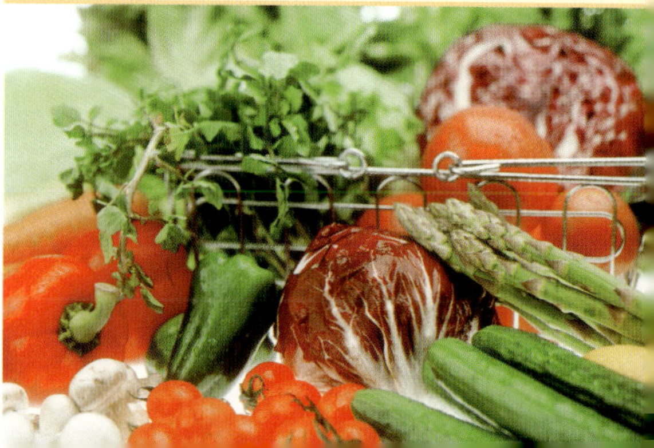

L'Aloe vera comme complément alimentaire

Si vous vous êtes reconnus dans l'un des points qui viennent d'être soulevés, il y a fort à parier que vous souffriez, malgré une alimentation équilibrée, d'un apport insuffisant en certains nutriments. Pour prévenir les ennuis de santé que cela pourrait entraîner, il est conseillé de compenser ce manque par une complémentation. Du fait de la richesse de ses constituants, l'Aloe vera est un excellent moyen pour y parvenir. Du fait de la largeur de son spectre d'action, il est en outre plus agréable d'utilisation que les mono-préparations, qu'il faut souvent combiner.

Pourquoi la qualité est-elle si importante ?

Lorsqu'il en va de la santé, la qualité d'un produit à l'Aloe vera joue un rôle primordial. Boire du jus ou appliquer un gel ou une crème, c'est apporter à l'organisme non seulement les principes propres à la plante, mais aussi toutes les substances ayant servi à traiter, à enrichir et stabiliser le produit. Lorsque l'utilisation d'un produit à l'Aloe vera ne donne pas les résultats escomptés ou pire, aggrave la situation, on a naturellement tendance à incriminer la plante elle-même, alors que dans la plupart de cas ce sont les additifs qui sont en cause.

Comment rester en bonne santé

Notre corps dispose de plusieurs organes et systèmes organiques – comme le système immunitaire et le système lymphatique, l'intestin, le foie, les reins ou la peau – qui lui permettent soit carrément d'empêcher les toxines de pénétrer, soit de les détruire et de les éliminer. Pour conserver la santé ou la recouvrer facilement, il est indispensable d'entretenir le bon fonctionnement de ces outils. On recommande pour cela, d'une part de faire bien attention aux aliments que l'on consomme, notamment en ce qui concerne les additifs chimiques, afin de ne pas surmener inutilement l'organisme, et, d'autre part, de procéder de temps en temps, sous la conduite d'un naturopathe, à une cure détoxifiante.

Les jus d'Aloe vera sur la sellette

Quel que soit l'endroit où vous achetez votre jus d'Aloe vera, pharmacie, magasin bio ou magasin de diététique, ne partez pas du principe que le vendeur est suffisamment bien informé pour que ses conseils puissent être suivis sans réserves. Les informations figurant sur l'étiquette ou la notice peuvent elles aussi être trompeuses pour le néophyte. Par exemple, les mentions « fabrication à froid » et « filtration sur membrane », que l'on trouve souvent, sont là pour donner l'impression d'un travail de qualité. La réalité est tout autre. Seuls les procédés thermiques, comme la pasteurisation, permettent de tuer les bactéries lactiques pouvant attaquer le jus avant sa mise en bouteille. Or, rien n'oblige le fabriquant à mentionner cette étape, ultérieure à la fabrication à froid. La mention « filtration sur membrane » signifie que la pulpe a été filtrée, donc débarrassée de substances précieuses.

INFO

Complémentation

Ne sont admis comme compléments alimentaires par la législation européenne que les produits qui, du fait de leur teneur élevée en vitamines ou en minéraux, sont capables de couvrir, voire de dépasser les besoins journaliers d'un adulte.

INFO

Critères pour l'évaluation de la qualité d'un jus d'Aloe vera

Les jus d'aloès de qualité supérieure, destinés à l'usage interne, se reconnaissent par les caractéristiques suivantes :

- La plante a été cultivée en culture mixte : elle a poussé sur un sol riche en sélénium, a procédé naturellement à ses prélèvements en eau et a été protégée de l'ensoleillement direct prolongé, qu'elle ne supporte pas.
- La cueillette et l'extraction ont été effectuées à la main : séparation soigneuse de l'épiderme et de la pulpe (parenchyme).
- C'est la pulpe seule, sous forme de filet, et non la feuille entière, qui a servi à fabrication, si bien qu'aucune filtration n'a été nécessaire.
- Le produit est exempt d'acide citrique.
- Le produit ne contient pas d'eau de reconstitution : il n'a pas été fabriqué à partir de concentré.
- La plante est issue de l'agriculture biologique : le jus ne contient aucun résidu d'engrais chimiques.
- La teneur en acémannane est indiquée, ce qui permet de tirer des conclusions sur l'efficacité du produit.

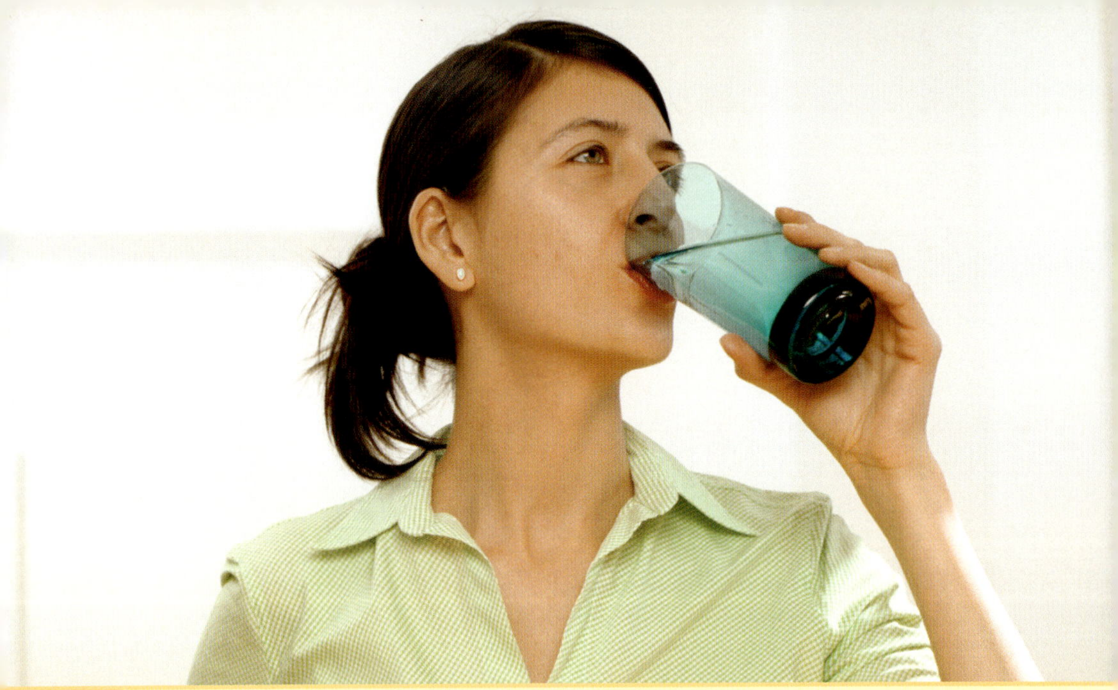

Traiter et soulager les maladies

Vous allez découvrir dans les pages suivantes comment vous soigner et rester en bonne santé grâce au jus et/ou à la pulpe fraîche d'Aloe vera. Les indications et les recommandations concernant l'utilisation reposent sur des études cliniques, les résultats de travaux de recherche et des rapports d'observation. Malgré tout, il est impossible d'affirmer que l'aloès agit de la même façon chez tout le monde. Toutefois, lorsque les produits utilisés sont de qualité, le taux de réussite est globalement très élevé. Préalable indispensable : avant de recourir à l'Aloe vera, vous devez impérativement vous assurer que vous n'y êtes pas allergique. Pour cela, prenez du bout du doigt un peu de pulpe prélevée sur une tranche de feuille fraîche que vous aurez coupée par le milieu et étalez-la délicatement derrière votre oreille. Attendez cinq minutes : si, durant ce laps de temps, une rougeur apparaît, ou a fortiori des démangeaisons, il faut en conclure à une réaction cutanée allergique. Dans ce cas, il est préférable de renoncer à l'Aloe vera, sous quelque forme que ce soit.

Matériel nécessaire

Les applications proposées dans ce chapitre nécessitent très peu de matériel. Trois éléments sont néanmoins indispensables :

- Une feuille fraîche d'Aloe vera (ou un tube de gel d'aloès haut de gamme)
- Une bouteille de jus d'Aloe vera de qualité supérieure
- Une huile végétale pure

Huiles végétales pures

Comme l'aloès ne contient aucun corps gras, la pulpe gélatineuse extraite de la feuille doit, si l'on veut l'utiliser en usage externe, être additionnée de quelques gouttes d'huile, car ce sont les molécules lipidiques qui permettent aux constituants de la plante de se diffuser dans les couches profondes de la peau. L'huile utilisée doit être pure et avoir été pressée à froid. L'huile d'olive, ainsi que toutes les huiles comestibles doivent en outre avoir été raffinées car, sinon, leurs molécules sont trop grosses pour bien pénétrer dans les pores et une partie des principes actifs reste à la surface de la peau, qui se couvre alors d'un film gras inesthétique et désagréable. Ces huiles raffinées sont généralement vendues dans les magasins de produits de beauté. Les huiles suivantes se marient bien avec l'Aloe vera :

- **Huile d'amande** Lisse la peau sans l'agresser.
- **Huile d'argousier** Agit contre les radicaux libres ; s'utilise uniquement en masque (convient à tous les types de peau).
- **Huile d'aveline** A un indice de protection solaire (IPS) de 10, exerce une action antirides, renforce le tissu conjonctif et apaise les cicatrices.
- **Huile d'avocat** Est riche en vitamines et favorise la régénération cutanée.
- **Huile de bardane** Soulage en cas de démangeaisons.
- **Huile de Calendula** A un effet résolutif et apaisant; favorise la formation de l'épithélium cutané (couche cellulaire couvrant la surface du corps).
- **Huile d'églantier** A un effet réparateur; s'utilise uniquement en masque (convient à tous les types de peau).
- **Huile de germe de blé** Contient beaucoup de vitamines.
- **Huile de jojoba** Produit un effet hydratant.
- **Huile de millepertuis** Huile vulnéraire classique; calme les nerfs qui transmettent la douleur; Attention : en cas d'exposition à la lumière, il y a risque d'éruption cutanée.
- **Huile de nigelle** Recommandée en cas d'allergie.
- **Huile de noyau d'abricot** Recommandée en cas de peau sèche.
- **Huile d'olive (raffinée)** Produit un effet émollient et réparateur.
- **Huile de ricin** Très grasse; pénètre très bien dans la peau.
- **Huile de sésame noir** Idéale en cas de peau inflammatoire et abîmée; apaise en cas de troubles pigmentaires après exposition au soleil et a un IPS de 7; à ne pas confondre avec l'huile de sésame fabriquée à partir de sésame blanc (commandez-la en pharmacie).
- **Huile de soja** Action antiallergique

LIBÉRATION DE LA PULPE FRAÎCHE D'ALOE VERA

Une feuille fraîche suffit pour environ deux semaines à raison de trois applications par jour. La feuille coûte environ 18 €, à quoi il faut ajouter les frais de port. En en commandant directement trois, vous réaliserez donc une économie. Les feuilles non entamées se conservent sans problème pendant deux ou trois mois à température ambiante ou au frais, en veillant à ce que la température ne descende pas en dessous de 5 °C car sinon la plante perd une partie de ses principes actifs.

- Posez la feuille d'Aloe vera sur une planche à découper que vous aurez pris soin de recouvrir d'un morceau de papier absorbant. Coupez du côté le plus large une tranche d'environ 2 cm d'épaisseur. 1

- Attendez environ 3 mn. de manière à laisser l'aloïne s'échapper de l'épiderme de la feuille, car cette substance jaune est potentiellement toxique. 2 Retranchez ensuite l'entame sur une épaisseur d'environ 1 mm d'épaisseur, afin d'éliminer complètement tout résidu d'aloïne.

- Vous pouvez maintenant couper la tranche dont vous allez vous servir. Elle doit également avoir environ 2 cm d'épaisseur. 3

- À l'aide d'un couteau, supprimez les bords épineux et coupez la tranche par le milieu dans le sens de la longueur. 4

- Pour appliquer la pulpe gélatineuse ainsi libérée – claire, visqueuse et d'odeur neutre –, il suffit de saisir le morceau de feuille par son enveloppe externe, verte, et de passer le côté à vif sur la partie à traiter sans appuyer, comme on le ferait avec une éponge. 5

Très important : À chaque fois que vous coupez une tranche d'Aloe vera, pensez d'abord à retirer l'entame sur 1 mm afin d'éliminer la couche d'aloïne séchée qui s'y est formée depuis l'utilisation précédente.
Après utilisation, ne mettez pas les morceaux de feuille coupés au réfrigérateur dans l'intention de les réemployer ultérieurement, car le froid détruit les principes actifs de l'aloès et n'empêche pas les bactéries de proliférer sur la pulpe.

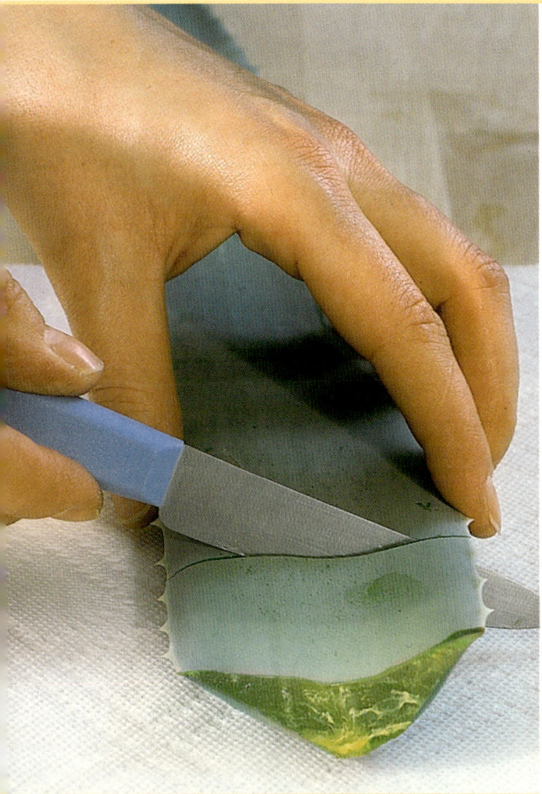

1 Couper la base

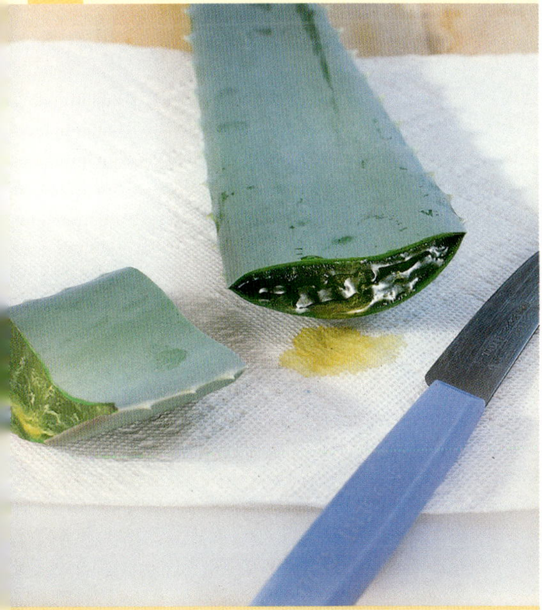

2 Laisser l'aloïne s'échapper

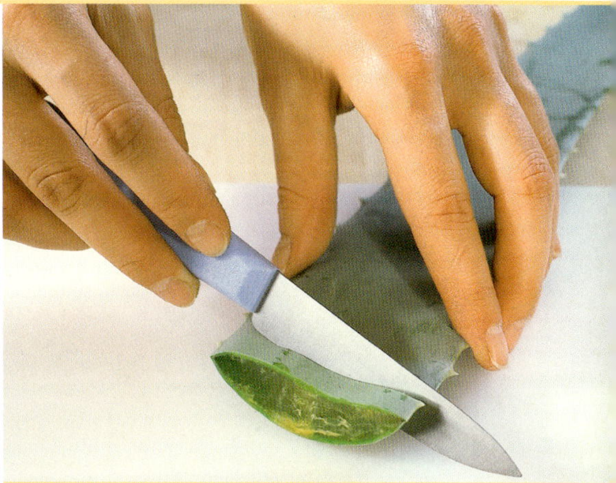

3 Couper la tranche à utiliser

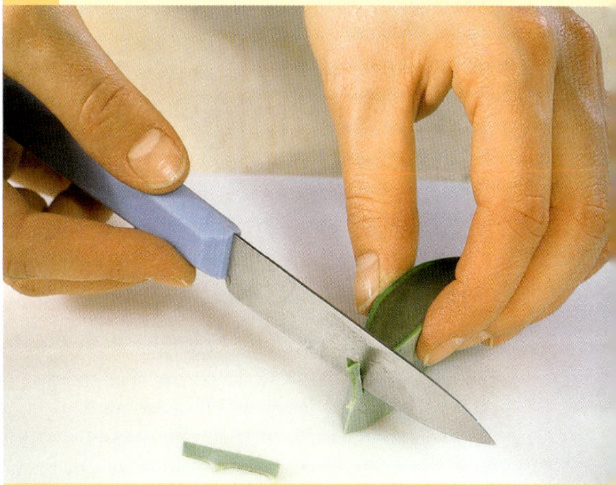

4 Supprimer les épines

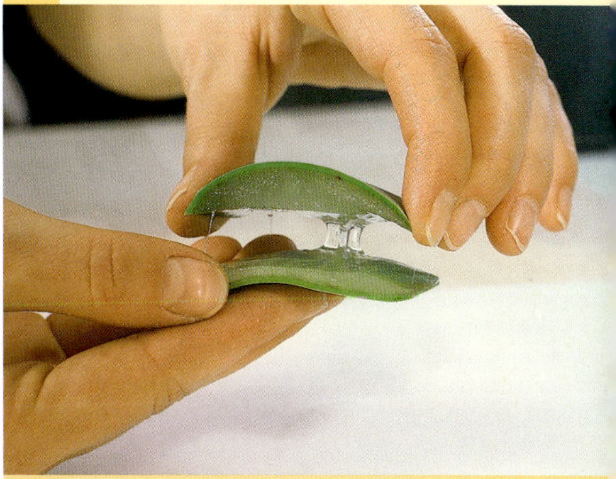

5 Libérer la pulpe gélatineuse

Les troubles de A à Z

Vous trouverez dans les pages suivantes, classés par ordre alphabétique, les maux et affections dans le traitement desquels l'Aloe vera peut apporter une aide précieuse.

Abcès

Sous l'action de bactéries, des phlegmons, des furoncles ou des pustules peuvent former à peu près n'importe où dans le corps et se transformer en abcès plus ou moins douloureux selon la taille et l'ampleur de l'inflammation.

- Commencez par vous laver soigneusement les mains ainsi que la peau autour de l'abcès. Coupez une tranche de feuille d'Aloe vera de 1 ou 2 cm d'épaisseur (voir p. 54). Versez deux ou trois gouttes d'huile végétale sur la pulpe et passez celle-ci délicatement plusieurs fois sur la zone enflammée. Renouvelez l'opération deux fois par jour.

ATTENTION !

Conseils d'utilisation

- La durée d'utilisation dépend du trouble à traiter : en cas de problèmes cutanés, l'amélioration survient souvent au bout de quelques jours seulement, tandis qu'en ce qui concerne les maladies articulaires, le traitement ne commence parfois à faire effet qu'après plusieurs mois d'utilisation. Pour renforcer le système immunitaire, le jus doit également être pris plusieurs semaines d'affilée.
- Si vous souffrez d'une maladie chronique, prenez l'habitude de boire du jus d'Aloe vera en continu (même en période de rémission). En cas de maladie aiguë, poursuivez le traitement encore pendant deux semaines après disparition des symptômes.
- Vous pouvez prendre la dose journalière recommandée en trois fois, répartie sur la journée ou bien en une prise unique, le matin à jeun.
- Prenez le jus peu avant les repas, soit pur (une cuiller à soupe = 10 ml), soit dilué dans un verre d'eau.
- Avant de l'avaler, gardez le jus 30 secondes en bouche pour permettre l'absorption des principes par la muqueuse buccale.
- Le jus d'Aloe vera est parfaitement compatible avec les médicaments, les vitamines et les minéraux.

- À défaut de feuille fraîche d'aloès, vous pouvez tamponner l'abcès trois fois par jour avec un morceau coton imprégné du jus d'Aloe vera.

Acné

Cette irritation de la peau est due à l'obstruction des canaux excréteurs des glandes sébacées. Si les comédons affleurent à la surface la peau, la plaie cicatrise généralement sans laisser de trace. Si, en revanche, ils s'infectent, ils risquent de s'étendre à l'hypoderme, ce qui provoque des douleurs et peut laisser des cicatrices durables.

- Lavez les régions atteintes matin et soir à l'eau tiède et passez ensuite dessus un morceau de feuille fraîche d'aloès coupé par le milieu (voir p. 54), sur lequel vous aurez préalablement versé quelques gouttes d'huile végétale.
- Pour apaiser la peau et soulager tensions et douleurs, vous pouvez aussi appliquer une compresse de jus d'Aloe vera, que vous laisserez agir environ dix minutes. Pour cela, imprégnez de jus une compresse stérile ou un linge en coton ou en lin, appliquez sur la partie à traiter et maintenez en place au moyen d'un bandage.
- Pour augmenter l'efficacité du traitement, frottez la peau avec l'intérieur d'une peau de banane.
- L'intestin est souvent en cause dans l'acné car c'est là que beaucoup d'impuretés cutanées ont leur origine. Pour stabiliser votre métabolisme et votre intestin, buvez 30 ml de jus d'Aloe vera trois fois par jour.

Allergies

Les allergies sont des réactions immunitaires intempestives qui se produisent à chaque fois que la peau ou les muqueuses entrent en contact avec une substance spécifique (appelée allergène). Le pollen, par exemple, irrite la conjonctive, ce qui

› Eau claire et Aloe vera pur sont le meilleur soin qui soit pour les peaux sensibles.

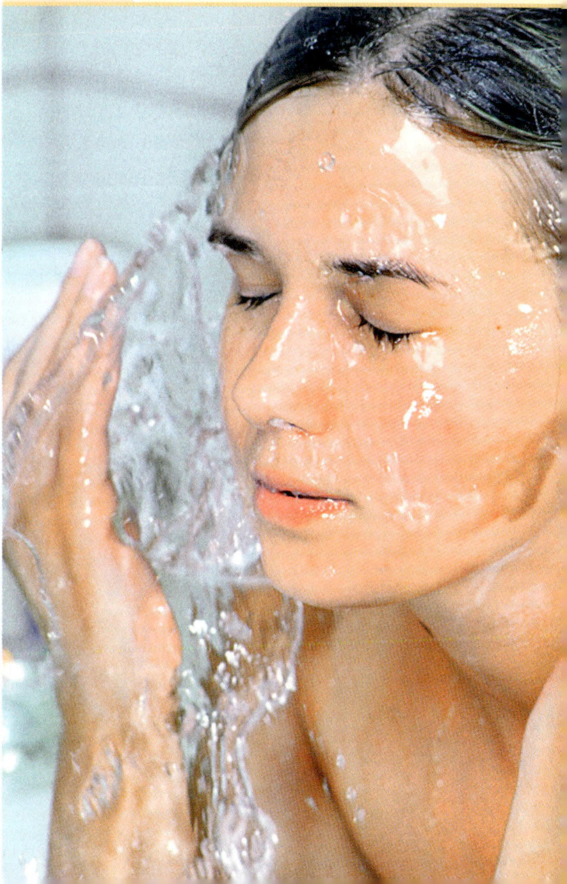

provoque des larmoiements et un gonflement des paupières. Certains métaux, comme le nickel, provoquent chez les personnes allergiques des éruptions cutanées s'accompagnant de démangeaisons. Certains facteurs environnementaux, tels que champs électromagnétiques ou radiations, peuvent eux aussi déclencher des allergies et provoquer l'apparition des papules, des crises d'asthme, des rhinites ou des diarrhées (en cas d'allergie alimentaire). Si vous souffrez de symptômes allergiques, consultez un médecin ou un thérapeute holistique afin de rechercher avec lui quelles peuvent en être les causes et les facteurs déclenchants.

- Du fait de sa combinaison unique de principes actifs, l'Aloe vera peut, en harmonisant le métabolisme, faire disparaître les allergies. Pour cela, il faut toutefois s'armer de patience. Commencez par boire 20 ml de jus deux fois par jour et augmentez la dose au bout d'une semaine en passant à trois prises par jour. Continuez ainsi jusqu'à ce que votre susceptibilité aux allergies ait diminué, voire ait disparu, et passez alors à 15 ml deux fois par jour. Au premier contact avec la pulpe fraîche d'Aloe vera, la peau peut réagir de manière allergique si elle a été auparavant traitée à la cortisone. Aussi, dans ce cas, est-il conseillé de faire régulièrement un test cutané (voir p. 56). Si, au bout de quelque temps, vous ne constatez plus aucune rougeur ni démangeaisons, vous pouvez utiliser sans risque l'Aloe vera en application locale. Pour cela, passez sur les zones irritées un morceau de feuille fraîche coupé par le milieu (voir p. 54) sur lequel vous aurez préalablement versé quelques gouttes d'huile de sésame noir.
- En compresse, le jus d'aloès produit un effet rafraîchissant et apaisant.

INFO

Jus, pur ou mélangé ?

Pour un effet régénérateur optimal sur les muqueuses, le jus d'Aloe vera doit être pris pur. Avant de l'avaler, rincez-vous la bouche pendant 10 secondes afin de bien imprégner les tissus. Si vous n'appréciez pas le goût, rien ne vous empêche toutefois de le diluer avec un peu d'eau ou de jus de fruit. Pour une boisson énergisante, vous pouvez aussi couper une tranche de feuille fraîche de 2 ou 3 cm d'épaisseur, retirer l'épiderme, couper la pulpe en petits dés, mettre ceux-ci dans le jus de deux oranges fraîchement pressées et mixer le tout pendant 30 secondes.
Très important : ne mettez jamais de jus d'aloès dans une boisson chaude, telle que tisane ou citron chaud, car la plupart des enzymes de la plante sont thermolabiles, ce qui veut dire que leur action peut être annihilée par la chaleur.

Anémie

Un teint et des lèvres pâles, la susceptibilité marquée aux refroidissements, le manque d'entrain et d'énergie, les acouphènes, les maux de tête et la tendance aux vertiges avec taches devant les yeux sont autant de symptômes évocateurs d'une anémie : l'organisme ne produit pas assez de globules rouges. Si vous suspectez quelque chose dans ce genre, consultez votre médecin afin qu'il vous prescrive des examens sanguins.

- La consommation régulière de jus d'Aloe vera stimule l'élaboration du sang par la moelle osseuse, car l'aloès contient plusieurs substances indispensables à l'hématopoïèse. En cas d'anémie confirmée, commencez par boire 25 ml de jus deux fois par jour, puis passez à 20 ml trois fois par jour.

Aphtes

Voir : Inflammation des muqueuses.

Artériosclérose

La formation de dépôts lipidiques sur la paroi interne des vaisseaux sanguins peut, en cas d'artériosclérose, entraîner un infarctus cardiaque ou cérébral. L'Aloe vera contient plusieurs substances importantes qui ont en effet rééquilibrant sur le métabolisme, entretiennent l'élasticité des parois vasculaires et, du fait de leurs propriétés antioxydantes, peuvent contrecarrer l'action délétère exercée par la nicotine, les graisses et les liaisons calciques sur les vaisseaux. Le jus d'aloès favorise ainsi le bon fonctionnement du système cardiovasculaire et peut, en association avec une alimentation saine

Facteurs de risque de l'infarctus

INFO

Les facteurs suivants augmentent le risque d'artériosclérose et d'infarctus :

- Hypertension artérielle : provoque des lésions par étirement au niveau des parois vasculaires.
- Stress chronique : provoque une augmentation permanente de la production de cortisol et des lésions au niveau des parois vasculaires.
- Diabète sucré : provoque une hyperglycémie nocive.
- Obésité : entraîne un surmenage du système cardiovasculaire du fait du surpoids.
- Goutte : favorise la formation de dépôts de cristaux d'acide urique sur la paroi interne des vaisseaux.
- Tabac : abîme la paroi des vaisseaux.
- Prédisposition héréditaire : facteur génétique.

et une bonne hygiène de vie, prévenir l'artériosclérose.

- La quantité de jus d'aloès nécessaire pour une efficacité optimale dépend des habitudes de vie de chacun (voir p. 46 et suiv.). Il faut en tout cas compter avec un minimum de 20 ml deux fois par jour. Si vous fumez, il faudra en prendre davantage pour bénéficier de l'action protectrice des antioxydants, soit 20 ml trois fois par jour. Cela vaut également pour les personnes qui consomment peu de fruits et de légumes (20 à 30 ml trois fois par jour). Il faut toutefois s'armer de patience car les effets du traitement – amélioration des performances, regain de vitalité et résistance accrue – ne commencent souvent à se faire sentir qu'au bout de quatre à six semaines.

Arthrite et arthrose

L'arthrite est une inflammation des articulations, généralement due à des agents pathogènes, tandis que l'arthrose est une maladie articulaire dégénérative caractérisée par une usure des cartilages liée à la diminution de la production de synovie, liquide lubrifiant. Surmenage articulaire dû au surpoids, pratique intensive d'un sport et alimentation pauvre en éléments constitutifs du cartilage sont autant de facteurs aggravants. Il arrive en outre que des toxines s'accumulent dans les articulations.

- Massez vos articulations surmenées deux fois par jour avec un morceau de feuille fraîche d'Aloe vera coupé par le milieu (voir p. 54), sur lequel vous aurez préalablement versé quelques gouttes d'huile de sésame noir.
- En cas de douleurs aiguës, l'action réfrigérante de la feuille fraîche d'aloès apporte un soulagement appréciable.
- En usage interne, l'Aloe vera fournit des constituants essentiels pour la régénération des cartilages. Il faut toutefois savoir se montrer patient car le traitement ne commence généralement à faire effet qu'au bout de plusieurs mois. Buvez 20 à 25 ml de jus trois fois par jour.

Asthme

L'asthme désigne la survenue soudaine de difficultés respiratoires du fait de spasmes bronchiques s'accompagnant d'une forte production de mucus. L'expiration est alors incomplète si bien que les poumons, chargés d'air résiduel, n'absorbent pas suffisamment d'oxygène. Cette maladie est généralement due à des allergènes, mais il n'est pas rare que le psychisme soit aussi en cause.

- L'application sur la poitrine de compresses imprégnées de jus d'Aloe vera peut avoir un effet apaisant.
- Du fait de son action régénératrice sur les muqueuses, l'Aloe vera peut limiter la gravité des crises. Pour cela, commencez par boire 10 ml de jus par jour et augmentez progressivement la dose jusqu'à 25 ml.
- Les injections d'Aloe arborescens en dilution homéopathique peuvent s'avérer très efficaces. Le traitement, qui doit être

administré par un thérapeute expérimenté, dure plusieurs semaines.

Ballonnements

Les ballonnements peuvent avoir de nombreuses causes : il peut par exemple s'agir d'une intolérance à certains aliments, comme le gluten ou le lactose, ou d'un déficit en acides biliaires et autres enzymes digestives stimulant l'activité de l'estomac et du pancréas. Ils peuvent aussi être dus à la présence de bactéries saprogènes ou de champignons dans l'intestin. Enfin, le tube digestif constitue un milieu propice à la prolifération des bactéries et autres micro-organismes, qui y forment des écosystèmes. Il y a dans l'intestin dix fois plus de germes qu'il y a de cellules dans l'ensemble du corps, soit cent millions de millions. En cas d'intolérance au gluten ou au lactose, il faut éliminer de votre alimentation tous les produits à base de céréales complètes et tous les laitages. Pour confirmer le diagnostic, votre médecin peut vous prescrire une analyse de selles ou un examen sanguin.

- Buvez 25 ml de jus d'Aloe vera trois fois par jour.
- En complément, prenez Aloe 6 DH en dilution homéopathique à raison de cinq globules trois fois par jour jusqu'à ce que les ballonnements aient disparu – sans excéder six semaines de traitement.

Blessures

Les blessures, produites par l'action mécanique de facteurs externes, peuvent se traduire par des contusions, des meurtrissures, des déchirements, des foulures ou des hémorragies. La présence d'un hématome signifie que des vaisseaux ont été touchés et que du sang s'est répandu dans les tissus.
De même qu'il soigne ses propres plaies, qui se referment spontanément en l'espace d'une demi-heure, l'Aloe vera agit rapidement sur les blessures de la peau.

- Enduisez la plaie de pulpe fraîche d'aloès (voir p. 54) et elle se refermera en un temps record.
- S'il s'agit d'une blessure plus importante, qui nécessite des points de suture, appliquez délicatement, une fois cette opération réalisée, de la pulpe fraîche ou du jus d'aloès sur la cicatrice. Soyez très attentif à l'hygiène afin d'éviter toute infection.
- En cas de blessure fermée, comme, par exemple, un hématome, l'application de

INFO

Ne pas mettre au réfrigérateur

Le froid détruit les précieux constituants de l'Aloe vera. Les feuilles fraîches doivent donc être conservées à température ambiante ou dans un lieu frais, mais en aucun cas au réfrigérateur. De même, mettre des glaçons dans le jus dans l'espoir d'accélérer la détumescence des articulations enflammées est un non-sens.

pulpe fraîche d'Aloe vera accélère le processus de guérison. À défaut de feuille fraîche, vous pouvez employer un gel d'aloès, pourvu qu'il soit de bonne qualité.

Bouton de fièvre

L'apparition sur le bord de la lèvre d'un bouton boursouflé et fissuré, éventuellement accompagné de petites vésicules prurigineuses ou enflammées, est due à un virus herpétique. Ce phénomène se produit généralement à la faveur d'une baisse des défenses immunitaires, dont le virus, présent à l'état latent dans l'organisme, profite pour devenir actif.

- Pour renforcer votre système immunitaire, buvez 15 ml de jus d'Aloe vera trois fois par jour.
- Passez sur votre lèvre un morceau de feuille fraîche d'Aloe vera coupé par le milieu (voir p. 54). Renouvelez l'opération deux fois par jour.
- Si vous n'avez pas de feuille fraîche sous la main, tamponnez les vésicules avec un coton-tige imprégné de jus d'Aloe vera. Renouvelez l'opération plusieurs fois par jour.

CONSEIL

Brûlure légère

En cas de brûlure légère, mélangez la chair d'un avocat bien mûr avec de la pulpe fraîche d'Aloe vera (selon un rapport 25:75). Appliquez délicatement la pâte ainsi obtenue en fine couche sur la zone brûlée et laissez agir jusqu'à absorption totale.

Brûlures

C'est grâce aux bons résultats obtenus aux États-Unis dans le traitement des brûlures consécutives à l'utilisation des rayons X en imagerie médicale, que l'aloès a acquis ses lettres de noblesse. La peau ainsi traitée, y compris celle du visage, guérit sans laisser de cicatrices visibles et prend la couleur de la peau saine environnante – cela même en cas de brûlure au troisième degré.

- Le cas échéant, coupez une feuille le plus près possible de la tige (ou prenez une feuille fraîche achetée à l'unité). Coupez une tranche d'un ou deux centimètres d'épaisseur et scindez-la en deux par le milieu (voir p. 54). Passez plusieurs fois les morceaux ainsi obtenus sur les zones brûlées de manière à recouvrir la plaie de pulpe fraîche, dont l'action réfrigérante et anti-inflammatoire procure immédiatement un soulagement appréciable.
- Même si vous n'utilisez pas régulièrement l'Aloe vera, nous vous conseillons d'avoir toujours sous la main un gel d'aloès de bonne qualité – acheté en magasin bio, en magasin diététique ou en pharmacie – pour parer à toute éventualité.
- Vous pouvez aussi utiliser du jus d'aloès : versez dans une coupelle une à trois cuillers à café de jus, selon l'étendue de la brûlure,

mettez une compresse ou un mouchoir propre par-dessus afin que le tissu s'imprègne et appliquez ensuite celui-ci sur la zone brûlée. Maintenez la compresse en place au moyen d'un bandage et laissez agir pendant une heure. Mais attention : s'il s'agit d'une brûlure étendue, les soins de première urgence, aussi efficaces soient-ils, ne doivent pas vous dispenser de consulter un médecin. Si vous prodiguez ces soins à une tierce personne, assurez-vous que celle-ci n'est pas victime d'une chute de tension, d'un état de choc ou de troubles circulatoires. Si ce devait être le cas, conduisez-la au plus vite chez un médecin.

Cancer

Chirurgie, chimiothérapie et radiothérapie sont aujourd'hui couramment utilisées dans le traitement du cancer. L'Aloe vera peut s'avérer très utile à titre auxiliaire, notamment en cas de chimiothérapie, afin d'aider le système immunitaire et les muqueuses à se régénérer. Aussi beaucoup de médecins holistiques administrent-ils à leurs patients une injection de jus d'Aloe vera le jour précédant et le jour suivant la chimiothérapie, cela afin de renforcer l'efficacité du traitement et de diminuer ses effets secondaires.

- Dès que tombe le diagnostic d'un cancer, quel qu'en soit le stade, il est recommandé de boire 20 cl de jus d'Aloe vera deux fois par jour car les substances vitales de la plante aide le métabolisme à détruire et à éliminer les cellules cancéreuses.
- En cas d'inflammations cutanées ou de brûlures dues à la radiothérapie, l'Aloe vera peut faire des miracles. Passez plusieurs fois par jour sur les parties irritées un morceau de feuille fraîche d'aloès coupée par le milieu (voir p. 54), tant avec quelques gouttes d'huile d'aveline, tantôt sans. L'application, dix minutes durant, de compresses de jus d'aloès sur les brûlures s'est également avérée très bénéfique.

Cicatrices

Grâce à l'Aloe vera, il est possible d'influer sur la cicatrisation des plaies de manière à ce que la cicatrice prenne la couleur du tissu environnant et devienne ainsi quasiment invisible.

- Massez la plaie plusieurs fois par jour avec un morceau feuille fraîche d'aloès coupée en deux par le milieu (voir p. 54).

INFO

L'Aloe vera et les globules blancs

Des études ont montré que les principes actifs de l'Aloe vera favorisent la multiplication de certains types de leucocytes, « cellules tueuses » chargées de produire des anticorps contre les agents pathogènes envahissant l'organisme, et les rend dix fois plus actives.

- L'application d'un mélange de chair d'avocat et de pulpe fraîche d'Aloe vera permet à la peau de cicatriser plus rapidement, sans laisser de traces. Massez délicatement la plaie ou la brûlure plusieurs fois par jour au moyen de la mixture, dont la proportion de chacun des ingrédients dépend du degré de maturité et de la consistance de l'avocat. On compte en général 75 % de pulpe d'aloès et 25 % de chair d'avocat.
- En cas de cicatrices douloureuses est sensibles aux changements de temps, mélangez huile d'aveline et pulpe fraîche d'Aloe vera selon un rapport 1:2 et enduisez les cicatrices avec la mixture ainsi obtenue. Cela rend la peau plus élastique et plus souple, défait les tensions tissulaires dans la zone cicatricielles, et calme les douleurs.

Le jus d'Aloe vera soulage en douceur les inflammations oculaires

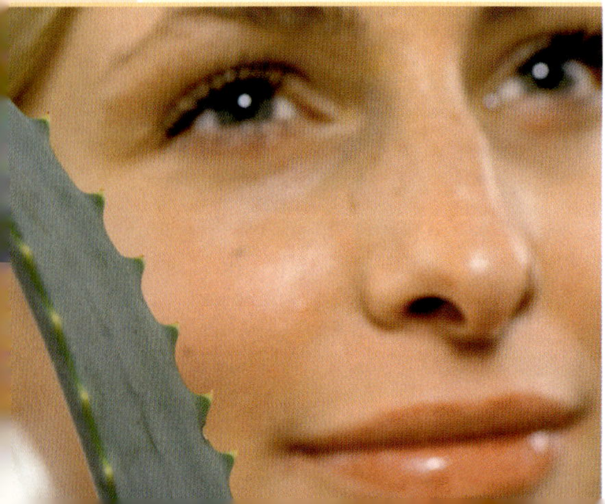

Claquages

Voir : Blessures.

Conjonctivite

La conjonctivite est l'inflammation oculaire la plus fréquente. Généralement due à un courant d'air, à une substance irritante, au soleil ou à une allergie, elle se manifeste par des démangeaisons, une sensation de brûlure ou la formation de pus. La diminution des sécrétions lacrymales peut en outre entraîner le dessèchement de l'œil.

- Procurez-vous en pharmacie une œillère pour bains d'œil. Versez-y 5 ml de jus d'Aloe vera pur et 50 ml d'eau à environ 25 °C. À la place du jus, vous pouvez aussi utiliser de la pulpe fraîche écrasée. Retirez soigneusement tout maquillage et appliquez l'œillère pleine sur l'œil. Inclinez légèrement la tête vers l'arrière de manière à ce que la solution recouvre complètement l'œil. Ouvrez et fermez plusieurs fois de suite la paupière. Lorsque l'œil est ouvert, faites bouger votre globe oculaire dans tous les sens. Renouvelez l'opération trois fois par jour jusqu'à disparition des symptômes. Très important : ne réutilisez jamais deux fois la même solution, même pour faire les deux yeux à la suite l'un de l'autre.
- En complément, mangez beaucoup de myrtilles, de gingembre et de fruits de la passion, car ces aliments décongestionnent les tissus et fortifient les yeux.

Contusions

Voir : Blessures.

Coups de soleil

En été, protégez votre peau des méfaits du soleil par des applications régulières d'Aloe vera. Du fait de la diminution de la couche d'ozone, les rayons ultraviolets sont de plus en plus agressifs – et il suffit parfois de sortir quelques minutes sans protection pour attraper un coup de soleil.

- Pour bien hydrater votre peau, frottez-la avec un morceau de feuille fraîche d'aloès coupée par le milieu (voir p. 54), sur laquelle vous aurez préalablement versé quelques gouttes d'une huile possédant un indice de protection solaire élevé, comme l'huile d'aveline ou l'huile de sésame noir.
- Les frictions au jus d'Aloe vera permettent de préserver l'élasticité, la souplesse et la fraîcheur de la peau lorsqu'on s'expose au soleil.
- Si vous n'avez sous la main ni feuille fraîche d'aloès ni huile d'aveline ou de sésame noir, rabattez-vous sur une bonne huile solaire à l'Aloe vera, que vous trouverez en magasin bio ou en magasin de diététique.
- Après vous être exposé au soleil, calmez votre peau par l'application de pulpe fraîche ou de jus d'aloès. Ils produisent l'un comme l'autre un effet résolutif et régénérant.

Courbatures, myalgies et inflammations musculaires

Lorsqu'on fait un effort physique intense sans y être habitué, pour pouvoir produire l'énergie nécessaire, les cellules musculaires se mettent à fonctionner en glycolyse anaérobie. Cela signifie qu'elles transforment le sucre provenant des réserves glucidiques de l'organisme en énergie sans utiliser d'oxygène. Ce phénomène génère la production, à l'intérieur des muscles, d'acide lactique, substance à l'origine des courbatures.

- En cas de courbatures, frictionnez les zones douloureuses avec un morceau de feuille fraîche d'Aloe vera coupé en deux par le milieu (voir p. 54), sur lequel vous aurez préalablement versé quelques gouttes d'huile de sésame noir. Les principes anti-inflammatoires et antalgiques de l'aloès, qui peuvent ainsi se diffuser dans les tissus profonds, favorisent l'élimination de l'acide lactique.
- Si, du fait de la pratique intense d'un sport ou de l'exercice d'un métier très physique, vous dépensez chaque jour beaucoup d'énergie, buvez par précaution 20 ml de jus d'Aloe vera deux fois par jour.

Cystite

Les femmes souffrent souvent d'inflammations bactériennes de la vessie. Lorsque cela se produit, l'Aloe vera peut s'avérer d'une grande utilité.

- Buvez 20 ml de jus d'aloès trois fois par jour jusqu'à ce que l'incontinence urinaire ait disparu.
- Avant de vous coucher, coupez un long morceau de feuille fraîche d'Aloe vera, retirez l'épiderme et introduisez la pulpe en entier dans votre vagin, où elle fondra durant la nuit.
- Comme traitement auxiliaire, on recommande généralement les Fleurs de Bach « Étoile de Bethléem » à raison de trois gouttes pour 100 ml d'eau. Buvez la solution en plusieurs fois, réparties sur la journée. Faites en outre très attention à l'hygiène et renforcez les muscles de votre plancher pelvien par des exercices appropriés.

Déficience immunitaire

Le système immunitaire humain est un ensemble complexe de systèmes organiques et d'appareils de régulation comprenant notamment l'intestin, le foie, le système lymphatique, le sang, les hormones et l'appareil circulatoire. L'état des défenses immunitaires est en outre étroitement lié au mode de vie et au psychisme. Plus l'individu subit de pressions, plus sa susceptibilité aux maladies augmente. C'est pourquoi il est recommandé, dans les périodes critiques, de s'accorder des moments entièrement consacrés à la décompression et au recentrage (par exemple par le yoga ou le training autogène). L'appareil de régulation psycho-neuro-hormonal influe considérablement sur le système immunitaire. Aussi, essayez de ne jamais vous coucher stressé – quel que soit votre degré de fatigue. Pour pouvoir bénéficier d'un sommeil profond et réparateur, il est important de s'endormir détendu.

- Buvez 25 ml de jus d'Aloe vera trois fois par jour.
- Nettoyez-vous tous les matins le visage avec un morceau de feuille fraîche d'aloès (voir p. 54). Cela ne vous prendra que quelques minutes et vous permettra d'attaquer la journée frais et dispos.
- En cas d'affaiblissement du système immunitaire, il faut toujours consulter un médecin afin de déterminer si cela ne cache pas un problème plus grave. Il arrive aussi que la diminution des défenses immunitaires soit due à des difficultés psychologiques de nature privée ou professionnelle. Si vous suspectez quelque chose de ce genre, essayez de faire le point. Faites en outre examiner vos dents, car les traitements radiculaires, l'amalgame dentaire et les dents infectées sont des foyers qui gênent les processus de guérison.

Démangeaisons

Si votre peau vous démange, ce peut être le signe que vous avez été en contact avec des substances toxiques ou des allergènes et que ceux-ci sont parvenus à pénétrer par vos pores. Mais il peut aussi s'agir de toxines venant de l'intérieur du corps et que l'organisme cherche à éliminer par la peau, comme c'est par exemple le cas pour la dermatite atopique (voir p. 67) ou le psoriasis (voir p. 78).

- Pour calmer les démangeaisons, versez un peu d'huile de bardane ou de nigelle sur la zone irritée et étalez-la avec un morceau de feuille fraîche d'Aloe vera coupé par le milieu (voir p. 54). En se liant ainsi au corps gras, les principes actifs de l'aloès peuvent se diffuser dans toutes les couches de la peau.
- L'application sur les zones irritées de compresses imprégnées de jus ou de pulpe fraîche d'Aloe vera a également fait la preuve de son efficacité. Au bout d'environ 10 mn on constate une régression des rougeurs et des démangeaisons.

Dermatite atopique

La dermatite atopique, également appelée eczéma constitutionnel ou prurigo, se manifeste, généralement dès l'enfance, par des démangeaisons, des rougeurs, des desquamations, des suintements et la formation de croûtes, surtout sur les joues, au pli des articulations et sur les fesses. Chez l'adulte, le visage, le cou, la nuque, les épaules et la poitrine sont également souvent touchés. Les démangeaisons sont particulièrement pénibles la nuit et peuvent s'accompagner de crises d'asthme allergique. La prédisposition aux allergies, certains facteurs environnementaux (notamment les toxines) et le stress émotionnel favorisent la dermatite atopique.

- L'administration du jus d'Aloe vera par voie orale doit être progressive afin de ne pas brusquer la peau : 10 ml une fois par jour suffisent pour commencer. Si vous supportez bien ce traitement, augmentez progressivement la posologie – jusqu'à 30 ml deux fois par jour.
- Passez régulièrement sur vos plaques d'eczéma un morceau de feuille fraîche d'Aloe vera coupée par le milieu (voir p. 54), sur laquelle vous aurez préalablement versé quelques gouttes d'huile de nigelle ou de sésame noir.

Dermatophytes

Les dermatophytes sont des champignons qui se développent non seulement sur la peau, le cuir chevelu et les membranes de la cavité bucco-pharyngienne, mais aussi dans l'intestin et l'appareil urogénital. Leur présence doit être prise au sérieux car elle témoigne d'un affaiblissement des défenses immunitaires et peut laisser suspecter la prolifération d'autres types de champignons ailleurs dans l'organisme, comme dans le sang ou l'intestin.

Les infections fongiques de la peau et de l'intérieur du corps font baisser le pH de l'organisme. Autrement dit, elles sont un effet acidifiant sur les tissus. Les champignons détruisent la flore intestinale, élément clé de la dégradation des aliments et partie intégrante du système immunitaire. Si vous souffrez souvent de ballonnements, de démangeaisons dans la région anale ou d'une alternance de diarrhées et de constipation, c'est probablement que votre muqueuse intestinale est infestée. Les fringales sucrées peuvent, elles aussi, être le signe d'une prolifération de champignons dans l'intestin car ceux-ci se nourrissent principalement de sucre.

Non seulement les champignons puisent allégrement dans le stock de nutriments apportés par l'alimentation, mais ils produisent aussi des déchets métaboliques qui polluent le sang. Ces toxines représentent pour le foie un surcroît de travail considérable. Comme les champignons sont de gros consommateurs de minéraux et de vitamines, toute infection fongique entraîne des carences en substances vitales. Et c'est le cercle vicieux qui commence car l'organisme, affaibli, se défend moins bien contre la prolifération des champignons.

- Buvez 25 ml de jus d'Aloe vera trois fois par jour. Le complexe de principes actifs qu'il contient dégrade les déchets métaboliques produits par les champignons et nettoie le sang. Rincez-vous la bouche pendant environ 30 secondes avant de l'avaler (voir encadré, p. 73).
- En cas de mycose buccale, de muguet ou d'aphtes, gargarisez-vous trois fois par jour avec 15 ml de jus d'aloès.
- Sucez au cours de la journée des morceaux de pulpe fraîche d'Aloe vera.

INFO

Attention à la levure

Il est recommandé aux personnes souffrant d'infections à dermatophytes de réduire leur consommation de produits à base de levure – notamment le pain et la bière - car celle-ci favorise le développement des candidas.

- En cas de mycose cutanée, passez matin et soir sur les zones touchées un morceau de feuille fraîche d'aloès (voir p. 54) sur lequel vous aurez préalablement versé quelques gouttes d'huile végétale.

Diabète sucré

Le diabète sucré (type I = insulinodépendant ; type II = sénile) est une anomalie du fonctionnement des cellules pancréatiques productrices d'insuline. L'insuline est une hormone indispensable au passage du glucose sanguin dans les cellules de l'organisme. De nombreuses études cliniques menées aux États-Unis ont montré que la consommation régulière et prolongée d'Aloe vera, associée à un régime approprié, peut réduire de moitié la dose d'insuline exogène habituellement nécessaire en cas de diabète insulinodépendant.

- Buvez pour cela matin et soir 25 ml de jus d'aloès. Au bout de trois à six mois de traitement, on observe souvent une guérison complète du pied diabétique, problème dû à l'accumulation de sucre dans les tissus et pouvant donner naissance à des ulcères variqueux (voir p. 84).
- Traitez la plaie deux fois par jour avec un morceau de feuille fraîche d'Aloe vera et recouvrez d'une gaze le film protecteur formé par la pulpe.

Dysménorrhée

Si vos règles arrivent à moment où elles ne devraient pas, ou qu'elles s'accompagnent de douleurs et de spasmes, essayez le jus

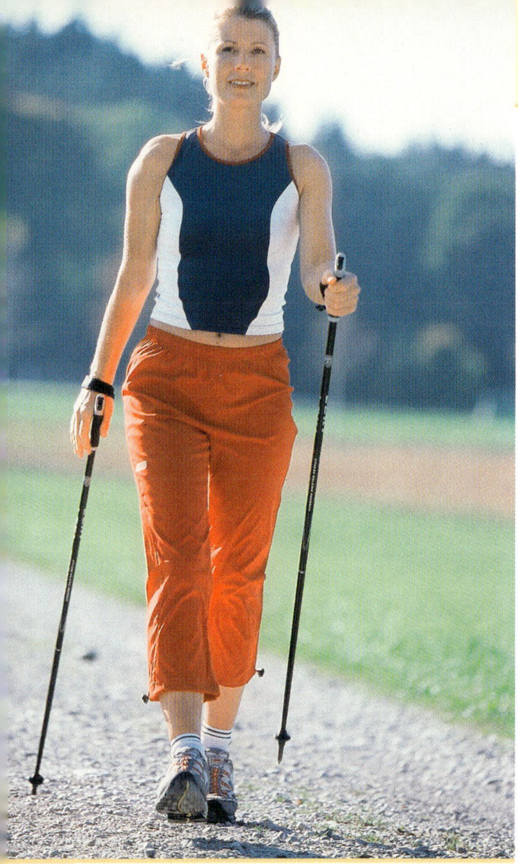

Les sports d'endurance doux comme le ski nordique ou la marche rapide influent positivement sur le diabète.

d'Aloe vera. Du fait de l'action harmonisante de son complexe de principes actifs sur le métabolisme, il peut, si on en consomme régulièrement, favoriser la régénération de la muqueuse utérine ainsi que la production cyclique d'œstrogène et de progestérone. L'aloès n'a en revanche aucun effet sur les douleurs aiguës.

- Buvez 25 ml de jus d'Aloe vera deux fois par jour.
- En cas de troubles aigus, on recommande de se masser le bas-ventre avec de l'huile de jojoba additionnée de quelques gouttes d'une huile essentielle antispasmodique, telle que santal, nard de l'Himalaya ou orange.
- L'administration de sel de Schüssler Magnesium phosphoricum 3 DH peut également s'avérer utile à titre complémentaire. Prenez sept à dix comprimés le soir dans une tasse d'eau chaude. Remuez avec une cuiller en plastique et buvez immédiatement.

Eczéma

L'eczéma se manifeste par l'apparition à la surface de la peau de petites vésicules remplies d'eau, s'accompagnant généralement de démangeaisons et formant des croûtes lorsqu'elles éclatent. Ce phénomène, dû à des troubles du métabolisme, indique la présence de toxines dont l'organisme cherche à se débarrasser par élimination cutanée. L'eczéma est l'une des principales indications de l'Aloe vera, qui détoxifie les tissus, harmonise le foie et l'intestin, stimule le système lymphatique et le métabolisme et régénère la peau.

- Passez sur les plaques d'eczéma un morceau de feuille fraîche d'aloès coupée par le milieu (voir p. 54), sur laquelle vous aurez préalablement versé quelques gouttes d'huile de nigelle, d'aveline ou de sésame noir.
- L'application d'une compresse imprégnée de jus d'aloès peut également calmer l'inflammation. Laissez agir dix minutes et renouvelez l'opération plusieurs fois par jour.

- Buvez en plus 15 ml de jus d'Aloe vera deux fois par jour.
- Le drainage lymphatique manuel réalisé en institut de beauté stimule l'irrigation de la peau, détend le système neurovégétatif et favorise l'élimination des toxines.

Entorses

Voir : Blessures.

Épuisement et fatigue

Si, sans raison apparente, vous vous sentez fatigué et abattu, mieux vaut consulter un médecin ou un thérapeute afin de savoir quelle peut en être la cause. Vous couvez peut-être une maladie. Si ce n'est pas le cas, l'Aloe vera pourra vous aider à « reprendre du poil de la bête ».

- Buvez 20 ml de jus d'aloès trois fois par jour.
- Passez régulièrement sur votre visage un morceau de feuille fraîche coupée par le milieu (voir p. 54) sur laquelle vous aurez préalablement versé quelques gouttes d'huile de sésame noir.

Éraflures

Voir : Blessures.

Foie (affections hépatiques)

Le foie est le principal organe du métabolisme. On lui connaît à ce jour plus de quatre cents fonctions et les valeurs hépatiques mises en évidences par les examens sanguins ne renseignent que sur une infime partie d'entre elles. Un problème hépatique peut de ce fait passer longtemps inaperçu, d'autant que l'organe ne possède pas d'innervation sensitive. Les dysfonctions se manifestent donc toujours de manière indirecte, par exemple par des troubles digestifs, une fatigue chronique ou un manque d'énergie.

Il est absolument indispensable de faire très attention à son foie en cas de traitement médicamenteux prolongé ou de consommation fréquente d'alcool. Veillez en outre à vous détendre par la pratique régulière d'une activité physique.

INFO

Usage interne

Pour favoriser le processus de guérison en cas de problème cutané, l'administration de l'Aloe vera est recommandée non seulement en application locale, mais aussi par voie orale, à raison de 30 ml de jus deux fois par jour. Plutôt que du jus, vous pouvez aussi utiliser la pulpe fraîche. Coupez-la en petits morceaux après avoir retiré l'épiderme et mettez ceux-ci dans votre yaourt. Le goût est quasiment imperceptible. Il faut par contre savoir que la pulpe aussi bien que le jus ne doivent en aucun cas être chauffés, car la plupart de leurs principes actifs s'en trouveraient détruits.

- Pour régénérer le foie, on recommande de faire régulièrement une cure de jus d'Aloe vera de six semaines – une au printemps et une en automne. La cure consiste à boire 20 ml de jus deux fois par jour et à manger beaucoup de pissenlit et d'artichaut.
- Durant un régime restrictif ou un programme de désintoxication hépatique, les enveloppements au jus d'Aloe vera peuvent s'avérer très bénéfiques. Laissez agir pendant 10 mn et renouvelez l'application plusieurs fois par jour.

Gastrite

La gastrite est une inflammation de la muqueuse de l'estomac due soit à une infection à *Helicobacter pylori* (bactérie qui colonise la muqueuse et provoque l'inflammation des cellules épithéliales), soit à de mauvaises habitudes alimentaires, telles que mastication insuffisante, hyperphagie ou abus d'aliments acides, sucrés, bouillants, glacés ou épicés. La surconsommation d'alcool et la prise régulière de médicaments peuvent également être en cause. Certains facteurs psychiques, comme le ressentiment, la peur ou le surmenage, ainsi que la tendance aux allergies favorisent la survenue de la gastrite. La maladie se manifeste essentiellement après le repas, par une sensation de réplétion, des aigreurs ou des maux d'estomac.

- Buvez 30 ml de jus d'Aloe vera trois fois par jour.
- Additionnez le plus souvent possible votre müesli, vos yaourts et autres aliments de ce genre de petits morceaux de pulpe fraîche d'aloès.Après les repas prenez une liqueur amère à base de plantes (type Élixir du Suédois, voir p. 95).
- Arrêtez de fumer et prenez le temps de faire régulièrement des exercices de relaxation, tels que training autogène ou yoga.

Gelures

Certains jours d'hiver – surtout lorsque le soleil brille et donne l'illusion d'un avant-goût de printemps – on court le risque d'attraper des petites gelures. C'est souvent le cas à la montagne quand on oublie le bonnet ou durant les longues promenades dans la neige. Ce sont généralement le lobe des oreilles et le bout du nez qui sont touchés en premier. Les gelures se manifestent tout d'abord par de légers picotements, qui se transforment rapidement en douleurs, puis, dans les cas graves, en engourdissement et paresthésie.

- Mélangez une cuiller à soupe d'huile d'avocat et 2 cuillers à soupe de pulpe fraîche d'Aloe vera, puis massez les parties atteintes avec l'onguent ainsi obtenu. Renouvelez l'opération plusieurs fois par jour. À la fin de la journée, jetez la mixture s'il en reste. Les gelures disparaissent généralement au bout de quelques jours de traitement et les zones touchées retrouvent leur sensibilité normale.

Gingivite et hygiène dentaire

Voir : Muqueuse buccale.

Goutte

Cette maladie se caractérise par la formation de dépôts de cristaux d'acide urique dans les articulations et les bourses synoviales ainsi que sur les os et les parties molles situées à proximité. Elle se manifeste surtout la nuit, par des accès de douleur. La goutte commence généralement par affecter l'articulation métatarso-phalangienne du gros orteil, mais toutes les articulations du corps peuvent être concernées. Elle est étroitement liée aux mauvaises habitudes alimentaires (nourriture grasse, abus de viande, vins lourds et autres alcools). La prise régulière de diurétiques favorise, elle aussi, la formation d'acide urique et la déposition des cristaux. L'Aloe vera peut aider à soulager les symptômes et à accélérer la régression de la maladie, mais le traitement doit impérativement s'accompagner d'un changement des habitudes alimentaires et de la pratique régulière d'une activité physique.

- Buvez 25 ml de jus d'aloès trois fois par jour.
- Frictionnez vos articulations douloureuses matin et soir avec de la pulpe fraîche d'Aloe vera (voir p. 54).
- En cas de crise aiguë, appliquez une compresse imprégnée de jus ou de gel d'aloès.

› En permettant de mieux se défendre contre le stress, le yoga prévient la gastrite.

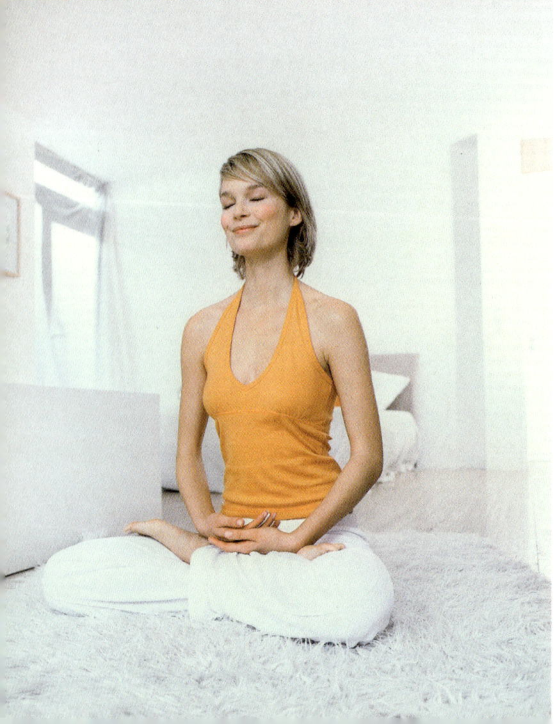

Grippe

La grippe est une maladie virale qui s'accompagne de fièvre et de douleurs articulaires. Elle nécessite souvent une visite chez le médecin.

- Pour favoriser le processus de guérison, buvez 20 ml de jus ou de gel d'Aloe vera deux fois par jour.
- La diffusion atmosphérique d'huiles essentielles clarifiantes, rafraîchissantes et anti-inflammatoires – comme l'orange, le citron, la lavande, la menthe ou la bergamote – peut s'avérer très bénéfique en cas de grippe.
- Comme pour les refroidissements (voir p. 79), on peut également recourir à titre complémentaire aux bougies d'oreille.

Hémorroïdes

Les troubles hémorroïdaires se manifestent par une dilatation anormale des veines situées de part et d'autre du sphincter de l'anus, côté intérieur et côté extérieur, voire par l'apparition de petits renflements formant comme des nodules. Les hémorroïdes peuvent provoquer des démangeaisons ou une sensation de brûlure. Dans les cas graves, le sphincter peut perdre de son herméticité. La prédisposition aux hémorroïdes est principalement due à une faiblesse du tissu conjonctif et à des troubles circulatoires liés à l'hypotension, mais les mauvaises habitudes alimentaires et le manque d'exercice sont également souvent en cause.

- Coupez un morceau de pulpe fraîche d'Aloe vera en petits cubes et introduisez ceux-ci dans le rectum avant le coucher, comme s'il s'agissait de suppositoires. Ils fondront pendant la nuit.
- Pour apaiser la peau irritée autour de l'anus, faites des applications de pulpe d'Aloe vera mélangée à de l'huile végétale : pour cela, coupez une tranche de feuille fraîche d'aloès d'environ 2 cm d'épaisseur, retirez l'épiderme et laissez la pulpe macérer pendant environ 5 mn dans un peu d'huile. Écrasez ensuite la pulpe avec une fourchette et mélangez le tout. Appliquez la mixture ainsi obtenue le soir avant de vous coucher et jetez le surplus.

Irradiations

Voir : Brûlures.

Maux de tête

Les variations dans la pression atmosphérique déclenchent souvent des maux de tête et une déficience circulatoire chez les personnes sensibles aux changements de temps.

- Si vous êtes dans ce cas, lors des crises, rafraîchissez-vous le front et les tempes avec un morceau de feuille fraîche d'Aloe vera coupée par le milieu (voir p. 54) ou

Muqueuses malades

INFO

En cas d'atteinte des muqueuses, il est important, avant de l'avaler, de se rincer consciencieusement la bouche pendant 10 à 15 secondes avec le jus d'Aloe vera afin de bien imprégner les tissus.

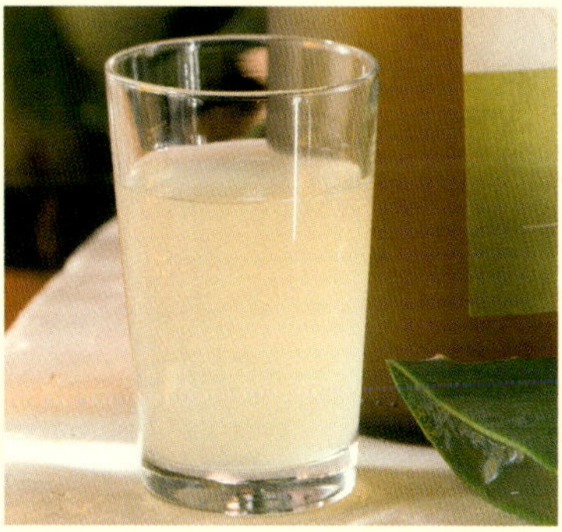

bien appliquez dessus une compresse imprégnée de jus d'aloès, que vous laisserez agir pendant dix minutes.

- Buvez 20 ml de jus d'aloès deux fois par jour jusqu'à ce qu'à diminution de votre susceptibilité aux maux de tête.
- En cas de céphalées de tension, il suffit souvent d'un peu d'air frais et de quelques gouttes d'huile essentielle dans la nuque, par exemple mélisse, lavande, citron ou bergamote, pour faire disparaître les symptômes. La digitopression peut également s'avérer utile : placez vos mains de part et d'autre de votre cou, base des pouces posée sur les clavicules et bout des doigts dirigé vers l'arrière. Écartez les coudes de manière à rapprocher un peu le bout des doigts de la ligne médiane du corps et massez délicatement pendant une minute en faisant des petits mouvements circulaires.
- L'utilisation de bougies d'oreille (voir p. 79) peut elle aussi aider à défaire les tensions céphaliques.
- Veillez par ailleurs à vous hydrater suffisamment – 2,5 l d'eau par jour sont un minimum.

ATTENTION !

Maux de tête fréquents

Si vous souffrez régulièrement de maux de tête, évitez la salade verte et les crudités le soir. Du fait de l'interruption de l'activité du côlon durant le sommeil, les aliments, qui mettent environ six heures pour atteindre cette partie du tube digestif, y stagnent et les résidus crus non dégradés par l'estomac sont soumis à un processus de décomposition bactérienne qui entraîne la production de toxines. Ces substances, qui pénètrent dans le sang, peuvent être à l'origine de céphalées ou de migraines.

Ménopause

La ménopause peut entraîner un dessèchement plus rapide des muqueuses – notamment de la muqueuse vaginale – qui se défendent du coup moins bien contre les infections fongiques.

- Buvez 15 ml de jus d'Aloe vera trois fois par jour.
- Avant de vous coucher, coupez un long morceau de feuille fraîche d'Aloe vera, retirez l'épiderme et introduisez la pulpe ainsi décortiquée dans votre vagin afin qu'en fondant durant la nuit elle régénère la muqueuse.

Meurtrissures

Voir : Blessures.

Muqueuse buccale (inflammation)

L'affaiblissement des défenses immunitaires accroît considérablement le risque d'infection de la cavité buccale et des gencives par les champignons et les bactéries. Les muqueuses – insuffisamment alimentées en vitamines et en minéraux – se défendent moins bien contre les micro-organismes pathogènes. Les inflammations des muqueuses et des gencives sont non seulement douloureuses et pénibles, mais peuvent aussi gêner la manducation car les tissus affectés sont sensibles au contact des aliments et des boissons. Enfin, la mauvaise haleine est due dans 90 % des cas à des problèmes buccaux et plus particulièrement à des inflammations.

Si vous avez de gros aphtes, il faut absolument consulter votre médecin afin de vous assurer que les tissus ulcérés ne sont pas cancéreux.

- Buvez 15 ml de jus d'Aloe vera trois fois par jour. Avant d'avaler, rincez-vous la bouche pendant 30 secondes afin de bien imprégner tous les tissus. Ce bain de bouche est particulièrement efficace le soir, après le brossage des dents.
- Coupez régulièrement dans le courant de la journée des petits morceaux de pulpe fraîche d'Aloe vera, coincez-les entre vos joues et vos gencives et, au bout de quelques minutes, avalez-les.
- Vous pouvez aussi masser les muqueuses enflammées avec un morceau de feuille fraîche coupée en deux par le milieu (voir p. 54).

Mycoses

Voir aussi : Dermatophytes et Pied d'athlète

Le mot mycose est synonyme d'infection fongique. Les champignons incriminés appartiennent généralement à l'un des trois grands groupes suivants : candidas, dermatophytes ou aspergillus. Les candidas et les dermatophytes infectent principalement la peau et les muqueuses, tandis que les aspergillus se rencontrent surtout dans le sang, les poumons et autres organes internes. Toutes les infections fongiques, quel que soit l'agent, se manifestent par des troubles digestifs, un abattement, une fatigue, une humeur maussade, un manque d'énergie et surtout un affaiblissement du système immunitaire. La présence de champignons peut être détectée par des examens sanguins. C'est pourquoi il est recommandé, en cas de doute, de consulter un médecin. Les régimes antimycoses ne sont généralement efficaces que sur le court terme et les champignons n'ayant pas pu

ATTENTION !

Pas d'amélioration ?

Si, au bout de quatre semaines de traitement, l'Aloe vera semble n'avoir apporté aucune amélioration, cela peut être le signe que certains champignons ou autres parasites cachés, bactéries ou virus, sont maintenus en vie par les vitamines et minéraux contenus dans le jus. Dans ce cas, il faut consulter un naturopathe, qui procédera à un nettoyage intestinal par hydrothérapie du côlon.

être éradiqués recommencent à se multiplier dès que l'on reprend des habitudes alimentaires normales. Toutefois, si la présence d'aspergillus a été détectée dans votre sang, évitez de manger des fromages à moisissures et renoncez aux noix. Par ailleurs, des moisissures appartenant au genre *Aspergillus* sont souvent employées pour clarifier les jus de fruits et les jus de légumes, dont il faudra donc également limiter la consommation.

Comme les aspergillus aiment les réfrigérateurs et prolifèrent rapidement par le biais des emballages mal refermés, il est conseillé de nettoyer son réfrigérateur au moins une fois toutes les six semaines avec du vinaigre de cidre dilué dans de l'eau. Il ne faut en aucun cas sous-estimer ces champignons car, une fois dans le sang, ils s'y multiplient allégrement et entraînent une acidification. Les globules rouges s'agrègent les uns aux autres et absorbent de ce fait moins bien l'oxygène qu'ils sont chargés de délivrer aux différents tissus.

- Pour renforcer vos défenses immunitaires et régénérer vos muqueuses, buvez 30 ml de jus d'Aloe vera trois fois par jour.

Névralgies

« La douleur est le cri des cellules réclamant de l'oxygène » entend-on dire parfois. Or, les cellules nerveuses ont elles aussi besoin d'oxygène et de nutriments. En cas d'apports insuffisants, elles manifestent leur « mécontentement » par exemple sous la forme de tensions musculaires chroniques, et cela non seulement à l'endroit concerné, mais aussi dans toute la région environnante. D'autres facteurs favorisent toutefois les douleurs nerveuses, comme, par exemple, certaines toxines, certains virus, le tabagisme, l'alcoolisme ou le surmenage dû à des mouvements répétitifs.

- Passez plusieurs fois par jour sur les parties douloureuses un morceau de feuille fraîche d'Aloe vera coupé par le milieu (voir p. 54).
- L'application, dix minutes durant, d'une compresse imprégnée de jus d'Aloe vera produit un effet réfrigérant qui soulage les douleurs.
- En usage interne, on recommande de boire 20 ml d'Aloe vera deux fois par jour.

Otites

L'Aloe vera permet de traiter les otites efficacement et en douceur – surtout chez l'enfant.

- Imprégnez un tampon de ouate avec de la pulpe ou du jus d'aloès et introduisez-le dans le conduit auditif. Laissez agir environ 10 mn. Renouvelez l'opération plusieurs fois par jour.
- Pour stimuler les défenses immunitaires, administrez 15 ml de jus d'Aloe vera par voie orale deux fois par jour.
- Vous pouvez aussi recourir à titre complémentaire aux bougies d'oreilles (voir Refroidissements, p. 79), pour leur effet anti-inflammatoire et antalgique.

Phlébite

Voir : Varices et Ulcère variqueux.

Pied d'athlète

Voir aussi : Dermatophytes

Le pied d'athlète est une affection mycosique très répandue. En France, plus de 10 millions de personnes en souffrent. Les champignons peuvent se développer autour des ongles, entre les orteils ou sur la plante du pied. Parallèlement, on observe ces dernières années une augmentation du nombre de cas de septicémies dus à des champignons.

Devant un pied d'athlète, la plupart des médecins prescrivent des antimycotiques. Ces médicaments agissent efficacement sur les symptômes, mais rendent à la longue les champignons résistants. Ceux-ci profitent alors de la moindre baisse momentanée des défenses immunitaires pour attaquer en force et il devient de plus en plus difficile de s'en débarrasser. Le pied d'athlète – qu'il s'agisse d'une infection à candida, Trichophyton ou autre – doit donc toujours être pris au sérieux. Les sols humides ou mouillés – comme, par exemple, à la piscine ou au sauna – sont un milieu idéal pour la prolifération des champignons et les systèmes de désinfection courants ne sont pas d'une grande efficacité, quand ils ne favorisent pas carrément la diffusion des germes.

L'Aloe vera peut remplacer avantageusement les produits habituellement utilisés dans le traitement du pied d'athlète.

- Tamponnez délicatement plusieurs fois par jour les zones touchées avec un coton-tige imprégné de jus d'aloès.
- Si vous avez une feuille d'Aloe vera sous la main, rien ne vous empêche de vous servir de la pulpe fraîche (voir p. 54) et de réserver le jus pour l'usage interne.
- Le soir, n'hésitez pas à remplacer de temps en temps l'aloès par deux ou trois gouttes d'huile essentielle de tea-tree ou d'extrait de pépin de pamplemousse.
- Pour combattre de l'intérieur le champignon qui acidifie votre sang, buvez 20 ml de jus d'Aloe vera trois fois par jour. Prolongez ce traitement pendant encore deux semaines après disparition des symptômes.
- Changez de chaussures tous les jours afin qu'elles puissent sécher complètement. Cela prive les champignons des conditions qu'ils aiment, à savoir, chaleur et humidité. Si vous transpirez beaucoup des pieds, changez en plus une fois par jour de chaussettes.

Piqûres d'insectes

On sait que les Mayas utilisaient l'aloès pour soigner les piqûres d'insectes. Si vous vivez à la campagne, que vous avez un animal domestique, que vous passez beaucoup de temps dehors durant vos vacances, que vous êtes allergique aux piqûres d'insectes ou que vous avez des enfants en bas âge, l'Aloe vera peut vous être d'une grande utilité pour les soins de première urgence en cas de piqûre d'insecte ou de puces. Appliquée immédia-

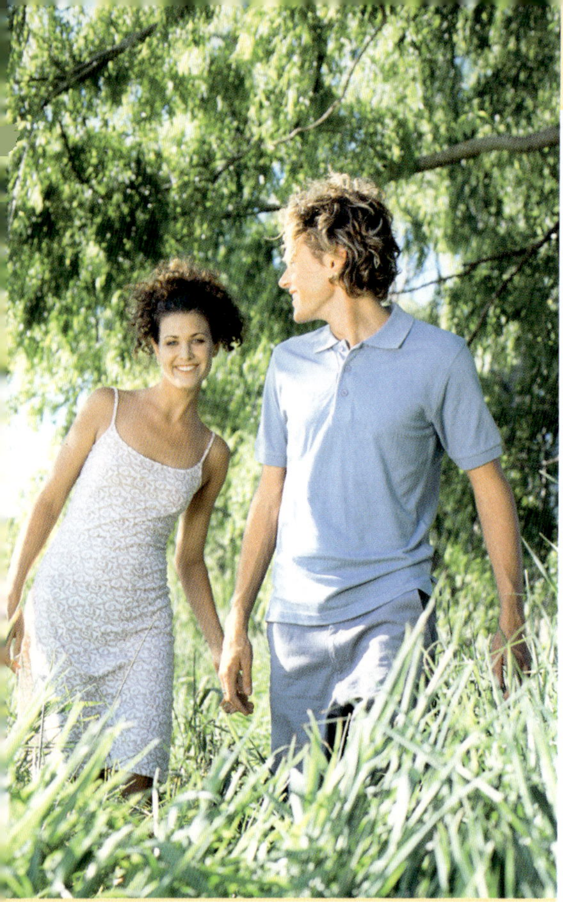

La pulpe d'Aloe vera chasse les insectes. Vous pouvez ainsi profiter en toute tranquillité des joies de la nature.

tement, la pulpe épaisse de la feuille fraîche empêche les rougeurs et les démangeaisons.

- Le cas échéant, détachez une feuille de la plante, coupez-en un morceau du côté le plus large (voir p. 54) et passez la pulpe sur la piqûre ou la morsure. Le film protecteur qui se forme immédiatement est rapidement absorbé par la peau.
- Vous pouvez aussi utiliser l'Aloe vera à titre préventif : pour cela, enduisez votre peau de gel d'aloès ou de pulpe fraîche avant de partir en promenade ou d'aller vous baigner.

Psoriasis

Le psoriasis est avec la dermatite atopique l'une des maladies de peau les plus courantes. Il se caractérise par l'apparition de plaques rouges prurigineuses bien délimitées, couvertes de squames argentées. Ce phénomène, qui touche surtout les coudes, les genoux, la région du sacrum et le cuir chevelu, est dû à un renouvellement trop rapide des cellules cutanées. Lorsqu'on gratte les plaques, les squames apparaissent très nettement et l'on peut distinguer en dessous la nouvelle peau en formation. Si l'on insiste, la plaque saigne.

- Le psoriasis se traite comme la dermatite atopique (voir p. 67). Passez sur vos plaques un morceau de feuille fraîche d'Aloe vera plusieurs fois par jour, faites des compresses et buvez 15 ml de jus d'aloès trois fois par jour (en passant ensuite progressivement à 20 ml trois fois par jour). Si l'augmentation de la posologie provoque une aggravation des symptômes (réaction curative), revenez au dosage initial et attendez que la peau se soit calmée.
- En complément, frottez les zones touchées avec l'intérieur d'une peau de banane.
- Pour la toilette, l'utilisation d'un savon pH neutre est recommandée, ainsi que

l'ajout de sel de la mer Morte ou de vinaigre de cidre dans l'eau du bain.

Refroidissements

Le fait d'être souvent enrhumé indique que l'organisme ne se défend pas comme il le devrait. L'affaiblissement du système immunitaire est souvent lié au stress qu'engendrent la vie professionnelle et les obligations familiales.

- À chaque refroidissement, buvez 20 ml de jus d'Aloe vera trois fois par jour et, une fois les symptômes disparus, prolongez le traitement pendant encore quatre semaines à raison de 25 ml deux fois par jour afin de permettre à votre système immunitaire de se régénérer complètement.En cas de rhume carabiné et opiniâtre, passez un morceau de feuille fraîche d'Aloe vera (voir p. 54) deux ou trois fois par jours sur vos narines. Les zones irritées guériront rapidement et l'écoulement se tarira.
- En cas de nez bouché et/ou d'écoulement important de mucus, de dessèchement des muqueuses, de sinusite, de refroidissement, d'amygdalite, de laryngite, de bronchite, de rhume des foins, d'asthme ou d'otite moyenne, on recommande généralement, pour soulager les symptômes, de se nettoyer régulièrement les fosses nasales avec une solution physiologique (vendue en pharmacie).
- Les bougies d'oreille peuvent également s'avérer utiles en cas de refroidissement. Elles nettoient l'oreille, stimulent l'irrigation des tissus, favorisent la circulation de la lymphe au niveau de la tête et créent une atmosphère agréable et propice au rétablissement. Voici comment elles s'utilisent : Couchez-vous sur le côté, la tête appuyée sur un coussin de manière à être légèrement surélevée. Le conduit auditif est vertical. Veillez à ce qu'aucun courant d'air ne puisse faire chavirer la bougie. Mettez une serviette de toilette sur vos épaules, au cas où un peu de cire se déverserait. Demandez à votre partenaire ou à un ami d'allumer la bougie et de vous l'introduire dans l'oreille en la faisant pivoter délicatement. Le phénomène d'aspiration créé dans le conduit auditif par la combustion stimule la circulation du sang dans la tête.

Les bougies d'oreille stimulent la circulation sanguine et soulagent les symptômes des refroidissements.

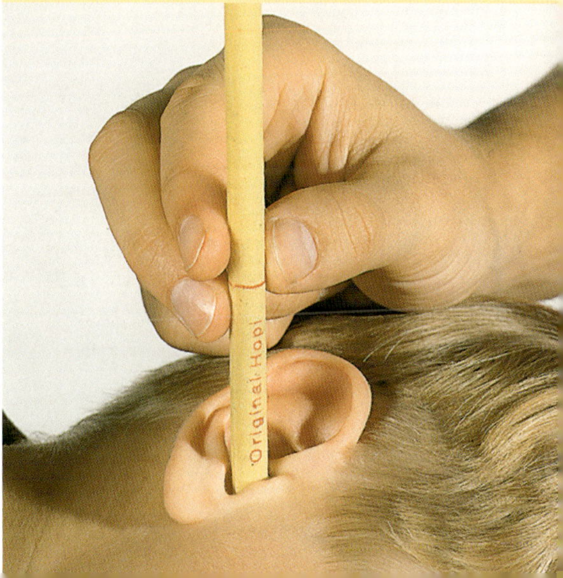

On ne ressent presque rien, seulement un petit crissement agréable et relaxant. La bougie doit être retirée une fois le trait rouge atteint, soit au bout d'environ dix minutes. Pour l'éteindre, il suffit de plonger la flamme dans un petit verre d'eau, que vous aurez pris soin de placer à proximité.

Reins (affections rénales)

Les reins sont essentiels pour toutes les fonctions vitales : ce sont eux qui régulent l'équilibre hydrique et décident de ce qui doit rester dans le sang et de ce qui doit en être éliminé. L'insuffisance rénale peut être due à une maladie héréditaire ou à la prise régulière de médicaments – notamment d'antalgiques. Douleurs dorsales, peau desquamée et urines troubles peuvent laisser suspecter un dysfonctionnement rénal et justifient de ce fait une visite chez le médecin.

- Des travaux de recherche ont prouvé que l'Aloe vera stimule l'activité excrétoire des reins et favorise leur régénération. Aussi, en cas d'affections rénales chroniques ou de tendance aux pyélonéphrites douloureuses, il est recommandé de boire 20 ml de jus d'Aloe vera trois fois par jour.

INFO

L'Aloe vera chez l'enfant

Les enfants réagissent généralement bien à l'Aloe vera. En usage interne, sous forme de jus, comptez 15 ml par jour entre cinq et douze ans, 10 ml entre deux et cinq ans et seulement 5 ml en dessous de deux ans.

Rhumatismes

Les affections rhumatismales sont dues à une réaction du système immunitaire de l'organisme, dirigée contre ses propres tissus articulaires ou musculaires. La présence dans le sang d'un facteur rhumatismal, héréditaire, augmente considérablement le risque. Les rhumatismes peuvent être très douloureux et entraîner une limitation importante de la mobilité. La maladie évolue par poussées inflammatoires. Un traitement holistique est vivement recommandé, car de nombreux facteurs sont impliqués dans la genèse et la survenue de ces affections. On a par exemple constaté que l'administration de vitamine E à fortes doses durant les crises provoque une régression des symptômes.

- Frictionnez régulièrement les zones touchées avec de la pulpe fraîche d'Aloe vera (voir p. 54) peut contribuer à soulager les douleurs.
- Lors des crises, vous pouvez aussi vous faire des compresses réfrigérantes. Pour cela, imprégnez un linge de jus d'Aloe vera, appliquez-le sur la zone douloureuse et laissez agir pendant dix minutes.
- Comme pour toute maladie chronique, il est vivement recommandé aux personnes

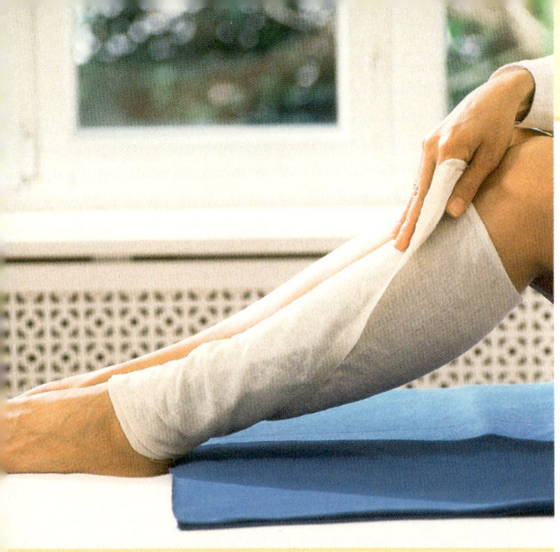

Les compresses à l'Aloe vera ont un effet réfrigérant qui apaise les douleurs.

souffrant de rhumatismes de consommer du jus d'Aloe vera tous les jours afin, dans le pire des cas, de prévenir les aggravations et, dans le meilleur des cas, de diminuer les douleurs et améliorer la mobilité. Prenez matin et soir 30 ml de jus d'Ale vera.

Saignements

L'Aloe vera est le moyen naturel idéal pour stopper les saignements en cas de coupure ou d'éraflures. À ce titre, il devrait figurer dans toutes trousses de secours.

- Coupez un morceau de feuille fraîche d'aloès (voir p. 54), nettoyez la plaie à l'eau et passez le morceau de feuille sur la partie à traiter en le tenant par le côté externe. La pulpe formera rapidement un film protecteur.

Sida

Le VIH affaiblit le système immunitaire jusqu'à ce que le sida (syndrome d'immunodéficience humaine acquise) se déclare par l'apparition de symptômes spécifiques. Le VIH est aussi la porte ouverte à différentes maladies lymphatiques, pulmonaires et cutanées, dites maladies opportunistes, souvent de nature infectieuse. L'Aloe vera peut contribuer à renforcer le système immunitaire et à soulager les symptômes du sida.

- Traitez les zones touchées en passant dessus deux ou trois fois par jour un morceau de feuille fraîche d'aloès coupé par le milieu (voir p. 54), sur lequel vous aurez préalablement versé quelques gouttes d'huile végétale.
- En usage interne, on recommande généralement de boire 200 ml de jus d'aloès trois fois par jour, mais vous pouvez au besoin aller sans problème jusqu'à 500 ml.

CONSEIL

Mesurer les petites quantités

Pour mesurer les petites quantités de liquide (entre 5 et 60 ml), vous pouvez vous procurer en pharmacie un kit pour échantillon d'urine, qui contient normalement un gobelet de 100 ml. Demandez par la même occasion au pharmacien s'il est possible de commander par son intermédiaire des petits verres mesureurs de cinq ou six millilitres.

Sinusite

Les sinus de la face comprennent le sinus ethmoïdal, les sinus frontaux, les sinus sphénoïdaux et les sinus maxillaires. Il s'agit de cavités osseuses tapissées de muqueuses qui, chez les personnes prédisposées, s'enflamment facilement. Au contact d'un rhinovirus, en présence de courants d'air ou en cas de refroidissement mal soigné, les sinus de la face deviennent sensibles, se congestionnent et sécrètent un mucus visqueux. La situation peut facilement dégénérer en rhume avec nez bouché, gêne respiratoire et maux de tête.

- La pulpe occupant la partie centrale de la feuille d'aloès – à partir de laquelle est obtenu le jus – a une consistance mucilagineuse qui produit un effet régénérateur sur toutes les muqueuses. Pour bénéficier de cette action, buvez 15 ml de jus d'Aloe vera trois fois par jour.
- Pour décongestionner la muqueuse nasale, vous pouvez aussi vous frotter plusieurs fois par jour l'intérieur des narines avec un petit morceau de pulpe fraîche d'Aloe vera.
- L'effet réfrigérant et décongestionnant de la pulpe fraîche sur le front et les pommettes fait également beaucoup de bien. Écrasez la pulpe avec quelques gouttes d'huile végétale et appliquez la mixture ainsi obtenue sur les parties sensibles.
- En cas de sinusite aiguë accompagnée de maux de tête, voire d'un gonflement des ganglions, on peut également recourir à titre complémentaire aux bougies d'oreilles (voir Refroidissements, p. 79), pour leur effet relaxant et le soulagement immédiat qu'elles apportent, ainsi qu'au nettoyage des fosses nasales avec une solution physiologique.
- Le drainage lymphatique manuel du visage peut contribuer à faire disparaître rapidement les symptômes. Une ou deux séances en institut de beauté ou chez un kiné dès l'apparition des premiers symptômes permettent souvent de stimuler le processus de guérison et d'augmenter ainsi l'efficacité du traitement de fond.

CONSEIL

Traiter aussi l'intestin

En cas d'infection des sinus de la face, il est conseillé de traiter également l'intestin car ces éléments, bien qu'éloignés, se développent à partir d'un feuillet embryonnaire commun. Il y a donc entre eux un rapport fonctionnel. L'administration d'Aloe vera par voie orale permet en outre de rééquilibrer la flore intestinale.

Taches de vieillesse

On entend par taches de vieillesse des petites taches brunâtres plates, assez semblables à des grains de beauté, qui

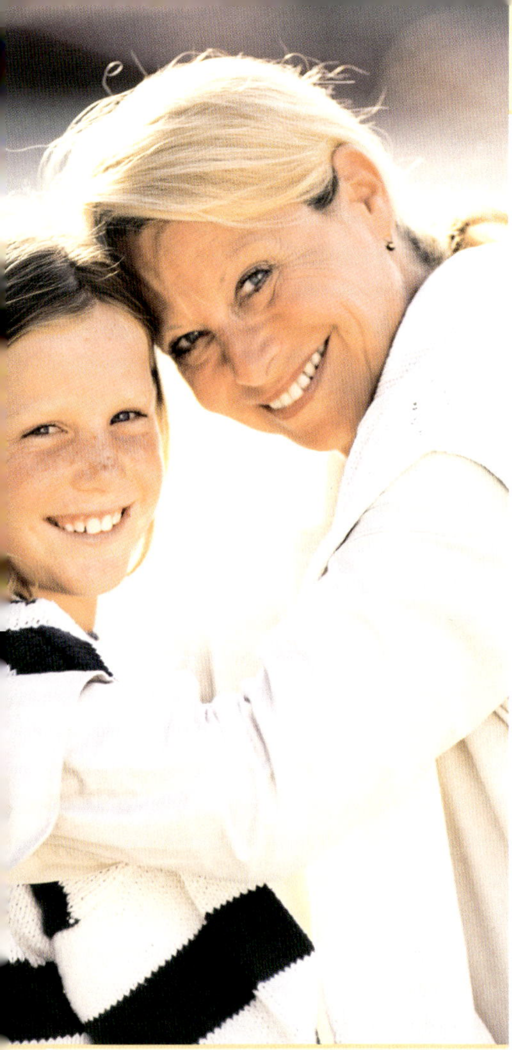

Lorsque la vitalité baisse, l'Aloe vera compense les carences et fortifie.

apparaissent sur les mains, le visage, le cou ou les bras. On peut en avoir dès la quarantaine, car c'est à cet âge que la production de mélatonine commence à diminuer.

- Il est certes peu probable que l'aloès suffise à faire disparaître complètement les taches de vieillesse, mais il peut contribuer à leur éclaircissement. Pour cela, mettez un morceau de pulpe fraîche d'Aloe vera dans 2 ml d'huile de ricin (vendue en pharmacie), écrasez-le avec une fourchette et mélangez bien le tout. Appliquez la mixture ainsi obtenue sur vos taches – de préférence le soir. Si les zones à traiter sont étendues, augmentez la quantité de pulpe et d'huile.

Tennis-elbow

On entend par tennis-elbow une douleur persistante au niveau du coude, due à des mouvements répétitifs.

- Passez plusieurs fois par jour sur votre coude un morceau de feuille fraîche d'Aloe vera coupée par le milieu (voir p. 54). Le film protecteur qui se forme immédiatement produit un effet anti-inflammatoire.
- L'application, dix minutes durant, d'une compresse imprégnée de jus d'Aloe vera aura elle aussi pour effet de calmer l'inflammation.
- Les muscles brachiaux qui recouvrent l'articulation étant souvent très durs et très tendus, on recommande également de procéder régulièrement à un message avec de la pulpe fraîche d'Aloe vera additionnée de quelques gouttes d'huile de millepertuis.

Ténosynovite

Voir : Blessures.

Troubles gastro-intestinaux

Bien que l'aloïne utilisée dans la fabrication des laxatifs et des liqueurs amères provienne généralement de l'aloès du Cap (*Aloe capensis*) ou de l'aloès arborescent (*Aloe arborescens*), l'Aloe vera frais peut lui aussi s'avérer utile en cas de problèmes digestifs – sinon contre la constipation, du moins contre la sensation de réplétion, les aigreurs et les ballonnements. Des études ont montré qu'il pouvait même soulager les ulcères gastriques.

- Buvez 20 ml de jus d'Aloe vera trois fois par jour. À la place du jus, vous pouvez additionner votre müesli et vos yaourts de petits morceaux de pulpe fraîche.
- Comme les problèmes gastriques sont souvent liés à un état de tension intérieure, se masser le ventre aide à défaire les spasmes et produit un effet apaisant. Pour cela, prenez de l'huile de millepertuis et massez dans le sens des aiguilles d'une montre de l'intérieur vers l'extérieur, main à plat sur la paroi abdominale.

> Se masser le ventre au moyen d'une huile antispasmodique permet de soulager les troubles gastro-intestinaux.

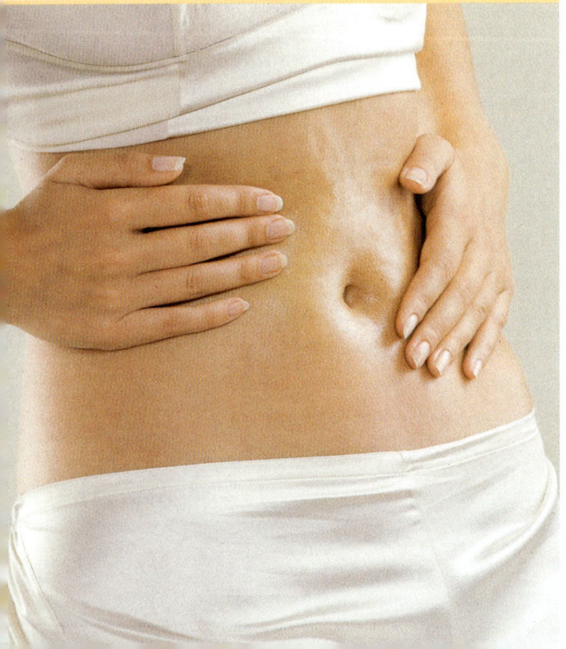

Tuméfactions

Voir : *Urticaire* et *Blessures*.

Ulcères variqueux

Lorsque les veines perdent de leur élasticité, les valvules dont elles sont munies ne se ferment plus hermétiquement et le sang a de ce fait tendance à stagner dans les jambes au lieu de retourner en direction du cœur. À mesure que le temps passe, les particules contenues dans le sang se déposent dans le tissu conjonctif. Le seul moyen qui reste alors à l'organisme pour se débarrasser de ces dépôts est l'élimination cutanée. C'est comme cela que se forment les ulcères variqueux. Ce tableau clinique a pour principales causes la faiblesse héréditaire du tissu conjonctif, les mauvaises habitudes alimentaires, le tabagisme et le manque d'exercice. On peut toutefois y remédier :

- Passez deux ou trois fois par jour sur les zones ulcérées un morceau de feuille fraîche d'Aloe vera coupé par le milieu (voir p. 54), sur lequel vous aurez préalablement versé quelques gouttes d'huile de sésame noir. Le film protecteur légèrement visqueux qui se forme aussitôt peut donner une légère sensation de tiraillement. Pour chaque nouvelle application, utilisez un nouveau morceau de feuille, sinon vous risqueriez d'aggraver l'inflammation.

- Buvez 20 ml de jus d'Aloe vera trois fois par jour. Il faut parfois attendre jusqu'à six mois pour obtenir une guérison complète des ulcères.
- Mesure supplémentaire : évitez de rester assis trop longtemps. Si cela n'est pas possible (par exemple au bureau) dégourdissez-vous un peu les jambes toutes les demi-heures.

Urticaire

L'urticaire est une réaction allergique cutanée qui se caractérise par l'apparition de papules douloureuses ou prurigineuses sur la zone qui a été en contact avec l'allergène. L'ortie et les méduses produisent le même effet.

- L'application de pulpe fraîche d'Aloe vera sur les zones touchées (voir p. 54) empêche la tuméfaction de s'étendre et accélère sa régression.
- Si vous n'avez pas de feuille fraîche sous la main, rien ne vous empêche de masser la peau avec un peu de jus ou de gel d'aloès.

Varicelle

Cette maladie s'accompagne de fortes démangeaisons qui font qu'il est difficile de ne pas se gratter, surtout si l'on est un enfant. Or cela peut laisser des cicatrices.

- Pour calmer ces démangeaisons, appliquez de la pulpe fraîche d'Aloe vera sur les zones touchées. Renouvelez l'opération aussi souvent que nécessaire.

Varices

Comme les ulcères variqueux (voir p. 84), les varices sont dues à une faiblesse du tissu conjonctif et des veines. Le risque est particulièrement élevé en cas de surpoids, durant la grossesse ou lorsqu'on exerce un métier qui oblige à rester tout le temps debout. Pour remédier à ce problème, il est recommandé de

L'Aloès et la cortisone

ATTENTION !

La pulpe fraîche d'Aloe vera peut irriter la peau si celle-ci a été auparavant traitée à la cortisone. Dans ce cas, mieux vaut, pour traiter rougeurs, démangeaisons et tuméfaction, appliquer des compresses imprégnées de jus d'aloès, qu'on laissera agir pendant dix minutes.

pratiquer une activité sportive qui sollicite beaucoup les muscles des jambes, comme la marche rapide, le vélo, le trampoline, la danse ou la randonnée. Évitez en outre de croiser les jambes lorsque vous êtes assis. La méthode la plus efficace pour améliorer l'élasticité des parois veineuses reste toutefois la douche écossaise – si possible sur une base quotidienne. Commencez par de l'eau chaude ou tiède et terminez par de l'eau froide. Dirigez le jet de bas en haut et faites de petits mouvements circulaires avec le pommeau. Commencez par le pied droit et remontez ainsi jusqu'au genou en passant par le mollet puis redescendez vers le pied. Continuez ainsi jusqu'à ce que vous ayez bien massé l'ensemble du mollet, puis faites ensuite la même chose avec la jambe gauche. Après cela, passez à la cuisse droite en procédant de la même manière, du genou jusqu'à la hanche, puis faites la cuisse gauche.

- Buvez 20 ml de jus d'Aloe vera deux fois par jour ou additionnez votre müesli et vos yaourts de morceaux de pulpe fraîche d'aloès.
- Si vous avez les jambes lourdes, massez-les avec un morceau de feuille fraîche d'Aloe vera (voir p. 54), sur lequel vous aurez préalablement versé quelques gouttes d'huile d'aveline.
- En complément prenez les sels de Schüssler Silicea 12 DH et Calcarea florica 12 DH – à raison de quatre comprimés de chaque tous les matins.
- Veillez à avoir une alimentation pauvre en sel et en glucides.

Vergetures

Du fait de l'étirement extrême auquel est soumise la paroi abdominale durant la grossesse, un certain nombre de cellules cutanées peut se trouver détruit, ce qui se traduit après l'accouchement par l'apparition de fines raies bien visibles, d'aspect cicatriciel.

- Pour adapter la couleur des vergetures au tissu environnant, passez dessus matin et soir un morceau de feuille fraîche d'Aloe vera coupée par le milieu (voir p. 54), sur laquelle vous aurez préalablement versé quelques gouttes d'huile végétale.

Verrues

Les verrues sont provoquées par des virus. Bien que bénignes, elles peuvent se multiplier et poser un problème d'ordre esthétique.

- Tamponnez plusieurs fois par jour vos verrues avec un morceau de coton imprégné de jus d'Aloe vera et d'une goutte d'huile essentielle de tea-tree.
- Si vous avez de la chélidoine dans votre jardin, vous pouvez aussi badigeonner vos verrues plusieurs fois par jour avec le latex jaune qui s'écoule de la tige de cette plante lorsqu'on la casse.

- Dans le même esprit, vous pouvez également tamponner vos verrues trois fois par jour avec un coton-tige imprégné de teinture homéopathique de chélidoine (Chelidonium) et boire en complément 20 ml de jus d'Aloe vera trois fois par jour.

Vieillesse (troubles de la vieillesse)

En règle générale, la vitalité diminue à mesure que l'on vieillit et les performances intellectuelles suivent le mouvement. Du fait du manque d'exercice, les tissus sont moins bien irrigués. Le laisser-aller en matière alimentaire entraîne une dénutrition. Si, en plus, on prend régulièrement des médicaments, le foie et les intestins en pâtissent, ce qui a pour effet de retirer à l'organisme le peu d'énergie qui lui reste.

- Pris régulièrement, l'Aloe vera peut combler les déficits nutritionnels et aider ainsi à retrouver goût à la vie. Commencez par boire 20 ml deux fois par jour – de préférence dans un verre d'eau, puis passez au bout d'une semaine ou deux à 30 ml deux fois par jour.

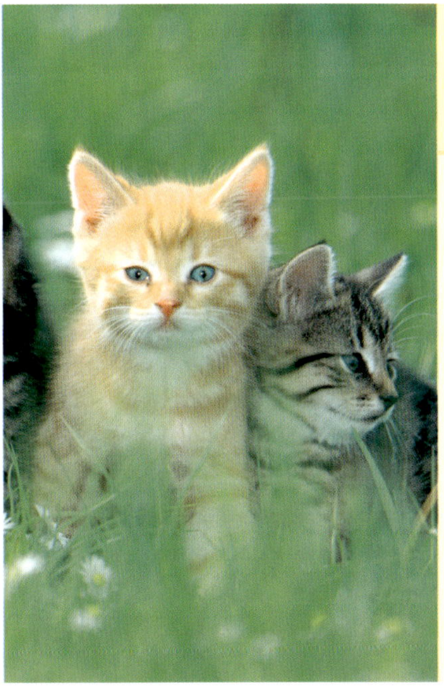

INFO

Soins de première urgence pour animaux de compagnie

L'Aloe vera peut également s'avérer très utile pour soigner les animaux en cas de blessure ou de morsure. Qu'il s'agisse d'un chien, d'un chat ou d'un lapin nain – votre petit protégé supportera sans broncher l'application de pulpe fraîche ou de jus d'aloès. L'Aloe vera a aussi fait la preuve de son efficacité dans les soins du pelage : si votre animal a le poil terne, des puces ou des poux, additionnez à sa pâtée de la pulpe fraîche d'aloès jusqu'à ce que les plaies soient guéries ou que poil brille à nouveau de tout son lustre.

UN REMÈDE AUX FACETTES MULTIPLES

Je me suis souvent soigné à l'Aloe vera lors de blessures sportives et j'ai toujours obtenu de bons résultats. Mais est-il vrai qu'en buvant par ailleurs régulièrement du jus d'aloès, on se blesse moins souvent ?

Le fait du boire du jus d'aloès ne diminue en rien le risque de contusions, d'élongations ou d'éraflures liées à la pratique d'un sport, mais cela n'empêche que la consommation régulière de jus d'aloès est tout à fait recommandée aux sportifs. Cette boisson contient en effet tous les nutriments indispensables au développement musculaire, au bon fonctionnement du métabolisme, à l'alimentation des cellules en énergie et à l'équilibre nerveux – même à la veille d'une compétition. Pour profiter pleinement de tous ces bénéfices, il est conseillé de boire 50 ml de jus d'Aloe vera trois fois par jour.

Mes deux fils se blessent continuellement en jouant et en chahutant. Puis-je utiliser l'Aloe vera pour soigner leurs bobos ?

Tout à fait, d'autant que l'application d'aloès a aussi pour effet de détourner l'attention des enfants, qui du coup ne pensent plus au fait qu'ils ont mal. Nettoyez soigneusement la peau et passez sur la blessure un morceau de feuille fraîche d'Aloès coupée en deux par le milieu (à défaut, vous pouvez utiliser un gel d'aloès, de bonne qualité s'entend). Le film protecteur qui se forme immédiatement soulage la douleur et prévient l'inflammation.

J'ai 67 ans et ma peau est de plus en plus sèche. En quoi l'Aloe vera peut-il m'aider ?

L'avancement en âge s'accompagne souvent de dessèchement cutané. Il peut y avoir à cela différentes causes : d'une part, la production de sébum diminue naturellement avec le temps et les personnes âgées négligent en général l'utilisation de lotions hydratantes, qui pourrait contrebalancer ce phénomène. L'eau et le savon peuvent en outre accentuer le dessèchement. D'autre part, les aliments couramment consommés sont souvent pauvres en substances vitales, si bien que les tissus ne sont pas suffisamment nourris. C'est pourquoi on conseille à partir d'un certain âge de consommer régulièrement du jus d'aloès, à raison de 15 ml trois fois par jour.

Ma mère est alitée et a de ce fait quelques escarres. Puis-je les traiter avec du gel d'aloès ?

Bien entendu. L'Aloe vera est très efficace contre les escarres, surtout si l'on utilise la pulpe fraîche. Passez trois à cinq fois par jour sur les plaies un morceau de feuille fraîche d'aloès coupé en deux par le milieu. L'action réfrigérante de la pulpe produira un effet antalgique, anti-inflammatoire et régénérant.

Est-ce que les vertus dermatologiques de l'Aloe vera agissent également dans le bain ?

L'Aloe vera n'est pas adapté à cet usage. Pour obtenir quelque effet, il faudrait mettre dans l'eau du bain la pulpe hachée d'au moins deux feuilles fraîches, ce qui reviendrait très cher. Prenez plutôt un bain aux huiles essentielles. Pour cela versez dans un bol une cuiller à soupe de miel, un petit pot de crème fraîche liquide, une cuiller à café d'huile de soja ou d'amande et deux ou trois gouttes d'huile essentielle d'ylang-ylang et/ou de lavande, mélangez bien le tout, puis versez dans l'eau du bain juste avant de rentrer dedans.

Beaucoup de soins pour la peau sont présentés comme ayant un effet réparateur. L'Aloe vera peut-il rivaliser avec ces produits sur ce point ?

Il y a effet réparateur et effet réparateur. Les fabricants de cosmétiques entendent par ce terme le lissage de la peau par renouvellement cellulaire. Ce sont généralement les acides de fruits qui produisent cet effet. En détruisant le film lipidique de la peau, ces substances donnent à l'épiderme un aspect lisse. Au lieu d'améliorer l'irrigation des tissus et de stimuler l'élimination des cellules mortes, cette méthode élimine tout simplement la couche cornée. Avec l'Aloe vera, les choses se passent très différemment : l'effet réparateur consiste ici à regonfler la peau par-dessous, en réhydratant complètement les fibres de collagène.

J'aimerais consommer régulièrement du jus d'Aloe vera, mais je ne trouve vraiment pas ça bon. Comment puis-je en améliorer le goût sans le dénaturer ?

Si vous n'aimez pas le jus d'aloès pur, rien ne vous empêche de le mélanger à d'autres produits naturels. Essayez par exemple le cocktail suivant : mettez dans un mixeur 20 ml de jus d'Aloe vera, 20 ml de lait de coco (en boîte) et 200 ml de jus d'ananas et faites mousser le tout. Si vous n'avez pas beaucoup de temps, vous pouvez aussi tout simplement mélanger votre jus d'aloès avec un verre de jus de fruit, bio de préférence.

Depuis que je bois quotidiennement du jus d'Aloe vera, je me sens beaucoup plus en forme. Or je viens de découvrir les capsules d'aloès. Je trouve cette forme d'utilisation très pratique, mais est-elle aussi efficace que le jus ?

Les capsules sont effectivement avantageuses à première vue, mais l'aloès qu'elles contiennent n'est pas pur car il s'agit de gel reconstitué. Le procédé de fabrication entraîne la destruction de la plus grande partie des principes actifs. Seule exception à cette règle, les capsules fabriquée à partir de pulpe ayant été lyophilisée entière et ne contenant aucun additif. Mais pour être certain de profiter de tous les bénéfices de l'aloès, rien ne remplace le jus de qualité supérieure et la pulpe fraîche.

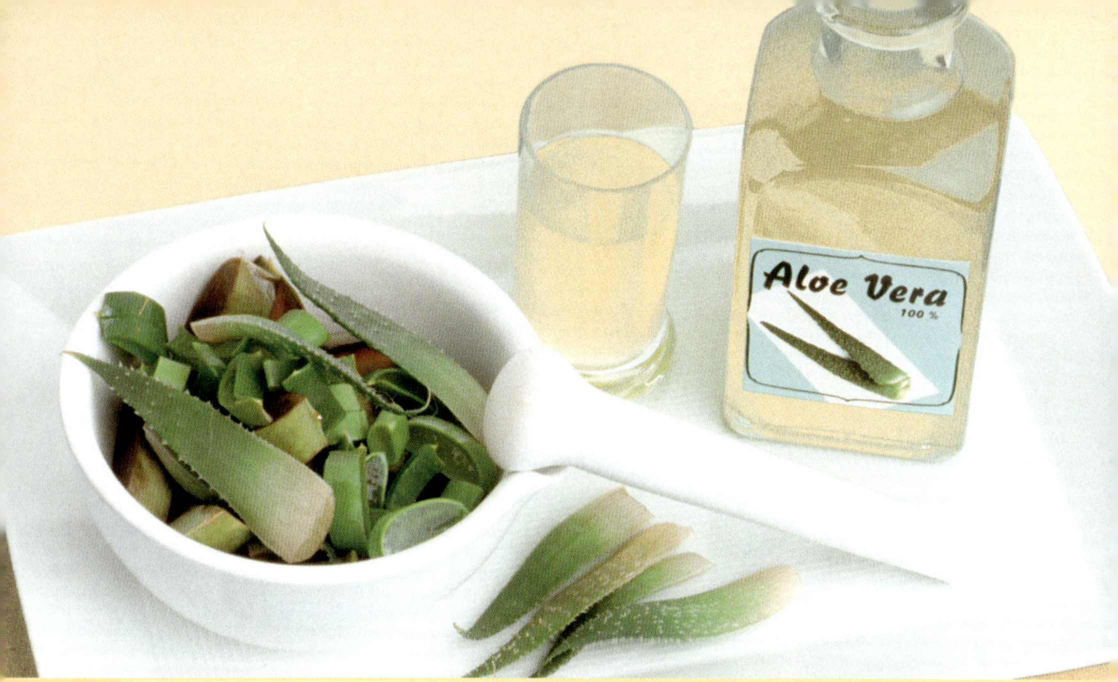

L'Aloe vera en médecine naturelle

La pulpe fraîche et le jus d'aloès conviennent très bien à l'automédication. Ces deux produits sont en vente libre et peuvent être utilisés par tout un chacun sans qu'aucune connaissance médicale ne soit nécessaire.

Mais l'Aloe vera n'a pas uniquement fait la preuve de son efficacité dans le traitement des petits bobos de tous les jours. Les thérapeutiques naturelles ont également couramment recours aux extraordinaires pouvoirs de cette plante médicinale. L'aloès joue de fait un rôle important :

- en phytothérapie
- en homéopathie
- en gériatrie et en ophtalmologie sous forme bio-stimulée
- en spagyrie
- en médecine florale (essences californiennes)
- en médecine de Sainte Hildegarde

Certaines de ces méthodes thérapeutiques alternatives, comme les essences californiennes peuvent servir à se soigner soi-même. D'autres, comme l'homéopathie ou le traitement à l'aloès bio stimulé en solution injectable, doivent toujours être administrées sous la conduite d'un thérapeute expérimenté.

Phytothérapie

En phytothérapie, l'aloès est utilisé depuis des siècles pour ses propriétés laxatives. Il entre en outre dans la composition de l'Élixir du Suédois. Cette célèbre liqueur amère à base de plantes, fabriquée selon une recette scandinave vieille de près de quatre siècles, renforce les défenses immunitaires, soulage les douleurs articulaires, favorise la digestion et stimule le fonctionnement du foie et des reins. Prenez-en une cuiller à café matin et soir en cas de troubles aigus ou à titre préventif. Suite à la publication de résultats d'études cliniques, l'Aloe vera est de plus en plus souvent utilisé, notamment aux États-Unis et en Thaïlande, dans le traitement phytothérapeutique des maladies inflammatoires de la peau, des plaies, des brûlures, des coups de soleil, des gelures, de l'acné et des piqûres d'insectes.

Homéopathie

Le terme « homéopathie » se compose de deux mots grecs : « homoïos », qui signifie « le même », et « pathos », qui veut dire « maladie », « souffrance » ou « passion ». Le principe de l'homéopathie consiste donc à appliquer à un tableau clinique particulier le remède qui, chez le sujet sain, provoquerait des symptômes analogues. Les médicaments employés en homéopathie, d'origine végétale, animale ou minérale, se présentent sous forme de gouttes, de comprimés ou de globules, microsphères constituées de lactose.

Recette de l'élixir du Suédois

INFO

Procurez-vous en herboristerie 10 g d'Aloe vera, 10 g de racine d'angélique, 5 g de racine de carline, 10 g de camphre, 10 g de manne, 5 g de myrrhe, 10 g de racine de rhubarbe, 0,2 g de safran, 10 g de feuilles de séné, 10 g de Theriak venezian et 10 g de racine de zéodaire. Mettez tous ces ingrédients dans un bocal en verre d'une contenance de 2 l et versez par-dessus 1,5 l d'eau-de-vie de grain ou de fruit titrant 40°. Refermez le bocal et laissez macérer pendant deux semaines dans un endroit chaud tout en agitant plusieurs fois par jour. Les deux semaines écoulées, filtrez le liquide et versez-le dans un flacon propre en verre teinté. Refermez soigneusement et rangez dans un endroit frais.

Ces remèdes sont obtenus par dilutions et dynamisations successives (déconcentration et agitation). Plus le chiffre indiqué derrière le nom du produit est élevé, plus celui-ci est dilué.

L'aloès peut être utilisé en dilution homéopathique dans le traitement des tableaux suivants :

- Paralysie du sphincter anal
- Défécation involontaire
- Diarrhées irrépressibles avec gaz
- Diarrhée surtout le matin entre 2 et 10 h
- Douleurs dans le bas-ventre autour du nombril avant et pendant le passage à la selle
- Douleurs péri ombilicales pulsatiles
- Selles glaireuses ou sanglantes et jaunâtres
- Hémorroïdes douloureuses, accompagnées de démangeaisons et de saignements
- Troubles digestifs (ballonnements et constipation)

> L'aloès en dilution homéopathique permet de soigner les troubles du tractus digestif.

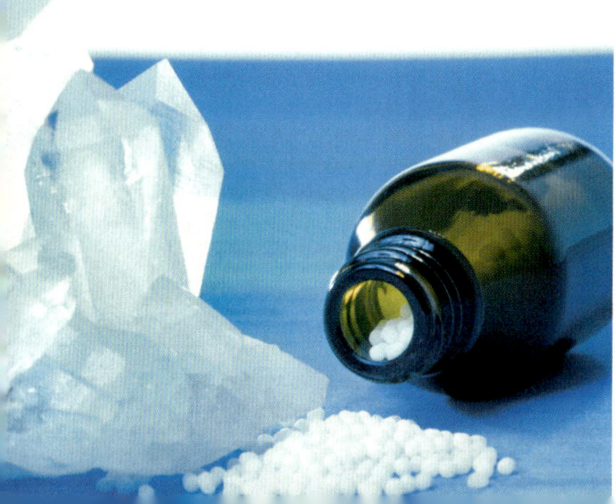

- Inflammation intestinale (colite, entérite)
- Dorsalgies de tous types
- Pieds froids
- Maux de tête avec sensation d'étau sur le front, en alternance avec des douleurs dorsales
- Épuisement psychique

Tous les troubles justifiant le recours à l'aloès ont un point commun : ils s'améliorent avec le froid et empirent avec le chaud.

Mises en garde

Comme la prise de remèdes homéopathique peut entraîner tout d'abord une brève aggravation des symptômes (phénomène d'aggravation initiale, également appelé réaction curative) et que la posologie ainsi que la dilution du remède choisi dépendent de plusieurs facteurs, le traitement doit être conduit par thérapeute expérimenté. Il ne faut jamais recourir de son propre chef à une préparation homéopathique à l'aloès :

- Lorsqu'on est enceinte
- Lorsqu'on souffre de surmenage psychique ou nerveux
- Lorsqu'on souffre d'une affection fébrile aiguë
- Lorsqu'on souffre d'une maladie chronique
- En cas de mauvais état général
- Pour traiter un nourrisson ou un enfant en bas âge
- Lorsqu'on est âgé et faible

Aloès bio-stimulé

La bio stimulation est un procédé dont la paternité revient à Vladimir Filatov. À la fin des années 1930, ce médecin russe, professeur en ophtalmologie, observa au cours de plusieurs interventions chirurgicales, que les greffons de cornée ayant été conservés au froid stimulaient particulièrement bien la régénération des cellules cornéennes de l'œil opéré et favorisaient ainsi la guérison de celui-ci. Filatov expérimenta cette technique sur différentes plantes, dont l'aloès du Cap : il entreposa quelques feuilles pendant dix jours à l'abri de la lumière, à une température de 2 ou 3 °C, après quoi il les broya et les pressa de manière à obtenir un liquide qu'il administra en injection sous-cutanée à un patient en attente d'une greffe de cornée. Le résultat dépassa toute espérance : la vue du malade s'en trouva à tel point améliorée qu'on put renoncer à la transplantation. De l'avis de Filatov lui-même, ce succès était dû à la formation à l'intérieur des feuilles d'aloès, du fait des conditions de survie précaires auxquelles elles avaient été exposées, de régulateurs vitaux fonctionnant comme des enzymes. Il baptisa ces substances « stimulateurs biogènes ».

Le procédé fut repris et développé en Allemagne après la Seconde Guerre mondiale par le biologiste et naturaliste Wolfgang Wirth. Ce savant découvrit que la bio-stimulation et les phénomènes thermiques, mécaniques, photochimiques et biochimiques associés entraînent une modification de la structure de l'aloès, avec pour résultat l'apparition de nouvelles propriétés proches de celles des enzymes et des catalyseurs qui agissent sur le métabolisme cérébral et le système immunitaire. L'extrait d'aloès bio-stimulé ne doit pas être confondu avec la teinture d'aloès habituellement utilisée en homéopathie.

En 1987 – environ 50 ans après les premières expérimentations de Vladimir Filatov – le procédé de bio-stimulation fut enfin breveté. Il est aujourd'hui utilisé dans toute l'Europe – en France comme en Grande-Bretagne, aux Pays-Bas, en Italie ou en Bulgarie.

Domaines d'application

L'aloès bio-stimulé peut servir à renforcer le système immunitaire et à traiter certaines maladies aiguës ou chroniques. Son emploi s'est avéré efficace :

- Pour augmenter rapidement, mais de manière contrôlée, les réactions immunitaires spécifiques de l'organisme, sans provoquer d'aggravation initiale (comme c'est souvent le cas avec l'homéopathie), ni d'augmentation de la température.
- Dans le traitement des affections aiguës s'accompagnant d'un affaiblissement des défenses immunitaires.

- Dans le traitement des maladies chroniques, telles que cancer, affections rhumatismales, maladie de Parkinson, douleurs chroniques, inflammations, affections cutanées, processus septiques pouvant conduire à une septicémie ou troubles métaboliques.
- Dans le traitement des affections oculaires liées au diabète ou à une maladie hépatique.

L'extrait d'aloès bio-stimulé a également une incidence sur d'autres méthodes thérapeutiques. Il renforce :

- L'action de certains phytomédicaments et médicaments chimiques de synthèse, ce qui permet de diminuer les doses (aspect intéressant en cas de traitement au long cours).
- L'action des thérapies réflexologiques, comme l'acupuncture ou la thérapie neurale.

L'activité et la détoxication du foie

Aloès bio-stimulé en ampoules

L'aloès bio-stimulé en ampoules doit être administré par un thérapeute expérimenté. Comme les préparations homéopathiques à l'aloès, il ne se prête pas à l'automédication. On le trouve selon les dilutions et présentations suivantes (pour l'instant seulement disponibles en Allemagne) :

- Aloe D2-biostimuliert : dix fois un millilitre pour injections sous-cutanées
- Aloe D7-biostimuliert : dix fois un millilitre pour injections sous-cutanées
- Aloe D5-biostimuliert : dix fois un millilitre pour voie orale

Le traitement à l'aloès bio-stimulé peut être combiné avec l'administration d'autres remèdes naturels, par exemple avec une enzymothérapie aux enzymes de venin de serpent, avec d'autres plantes médicinales ou avec des vitamines et des minéraux.

Spagyrie

La spagyrie est une méthode thérapeutique issue de la tradition alchimiste. Ces origines remontent à l'Égypte ancienne et c'est Paracelse, l'illustre médecin suisse de la première moitié du XVIe siècle, qui donna au mot sa forme latine de Spagyria, d'où dérive le terme français. Le mot est en fait d'origine grecque et signifie « j'extrais (spao) et je rassemble (ageiro) ». Cette définition correspond très exactement au principe de fabrication des remèdes spagyriques : d'un côté la séparation et de l'autre la réunion. Le produit fini, appelé essence spagyrique, résulte d'un processus long et complexe passant par la fermentation alcoolique, la distillation, l'incinération, le filtrage et la stabilisation par adjonction d'alcool à 20°. L'essence spagyrique d'aloès, qui se présente sous forme de gouttes, est réputée favoriser la digestion, réguler le système immunitaire et rééquilibrer les énergies vitales sur le plan physique, psychique et mental.

Les essences spagyriques sont vendues en herboristerie et dans certains magasins bio.

Le flacon de 20 ml coûte entre cinq et dix euros. La posologie moyenne est de huit gouttes par jour dans un petit verre d'eau, à boire lentement après un repas.

Essences californiennes

Le médecin anglais Edward Bach a mis au point un procédé qui permet de faire passer la vibration énergétique des plantes (leur âme pour ainsi dire) dans un support matériel, à savoir l'eau, additionné d'alcool pour la stabilisation.
Les essences californiennes sont un complément aux 37 références que comptaient à l'origine les fleurs de Bach. Parmi ces « nouvelles fleurs de Bach », dont le nombre dépasse désormais les cent, figure l'aloès. Il est recommandé sous cette forme en cas de surmenage ou de syndrome d'épuisement professionnel pour favoriser le processus de régénération. Il fortifie le cœur et stimule l'énergie vitale. On peut également en donner aux enfants qui supportent mal la pression scolaire. Versez deux gouttes d'essence dans un verre d'eau plate et buvez en plusieurs fois, réparties sur la journée. Avant de boire, remuez à chaque fois le liquide. Poursuivez le traitement jusqu'à ce que votre état se soit amélioré. Les Fleurs de Bach et les essences californiennes sont vendues dans la plupart des magasins bio ainsi que dans certaines pharmacies.

Médecine de Sainte Hildegarde

Hildegarde de Bingen, abbesse bénédictine qui vécut au XIIe siècle, est restée célèbre pour ses expérimentations médicales. Elle utilisait la poudre d'aloès, dont on sait maintenant que le principal principe actif est l'aloïne, pour traiter les troubles digestifs. Le tonique hépatique à l'aloès qu'elle préconisait n'a toutefois rien à voir avec les produits à l'Aloe vera proposés aujourd'hui – il est d'ailleurs devenu très difficile à trouver, même en Allemagne, où certaines pharmacies sont spécialisées dans la pharmacopée de Sainte Hildegarde. Ce produit, qui contient des anthraquinones d'Aloe capensis, est classé dans la catégorie des laxatifs.

› Les fleurs de Bach peuvent compléter avantageusement un traitement à l'Aloe vera.

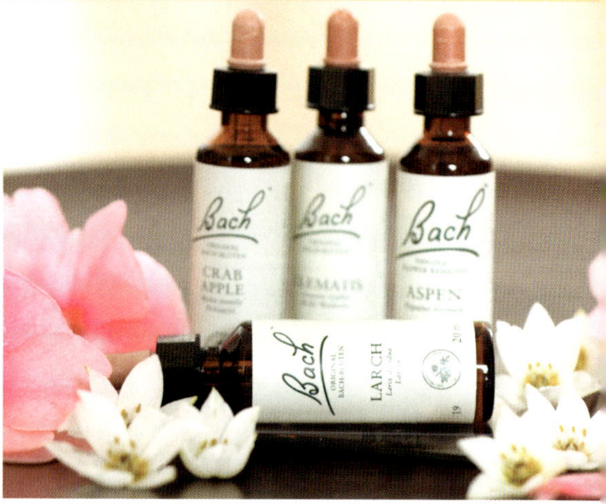

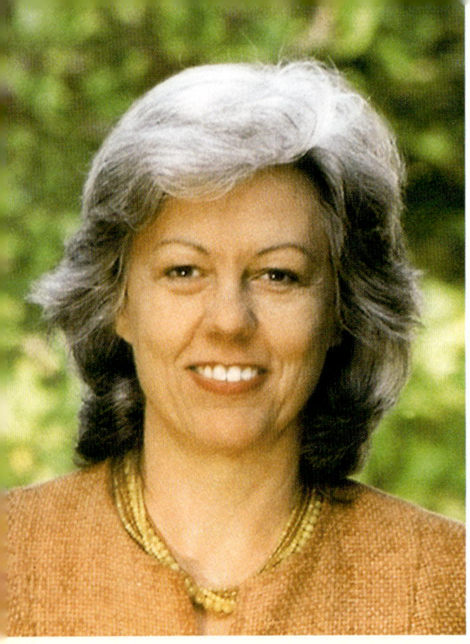

Entretien avec Margot Esser

Margot Esser est fondatrice et présidente de l'Institut des plantes médicinales de Seehausen, en Bavière. Cette association, reconnue d'utilité publique, a pour but de préserver les plantes médicinales traditionnelles et de promouvoir leur utilisation.

RECHERCHES SUR L'ALOE VERA

Madame Esser, quelles sont les raisons qui vous ont menée à fonder l'Institut des plantes médicinales ?

Les raisons de mon engagement sont très personnelles et directement liées à ma rencontre avec l'Aloe vera : durant un voyage aux États-Unis, il y a vingt ans de cela, j'ai été brûlée au visage, aux mains, aux bras et à la poitrine aux deuxième et troisième degrés lors d'un accident. J'ai perdu connaissance et les deux personnes qui se sont portées à mon secours m'ont remise entre les mains d'une équipe médicale acquise aux méthodes naturelles. Pendant plusieurs semaines, j'ai été traitée avec un dévouement incroyable à la pulpe fraîche d'Aloe vera en application externe et par voie orale.

Quels ont été les effets de l'aloès ?

On a appliqué la pulpe directement sur mes plaies ouvertes et cela m'a procuré une sensation de fraîcheur qui a beaucoup contribué à calmer mes douleurs. Parallèlement, je suçais continuellement des petits morceaux de pulpe. Au bout de quelques semaines, mes plaies se sont refermées et le tissu s'est régénéré, sans laisser de cicatrices.

Il semble que cet événement ait eu un grand impact sur votre vie ?

En effet : depuis ce coup du sort, l'Aloe vera occupe une place déterminante dans mon existence. Mes voyages dans les différentes régions productrices m'ont conduite aux quatre coins du monde. Ce faisant, je ne me suis pas contentée de regarder, j'ai aussi aidé à la récolte et à la fabrication.

Votre établissement est donc certainement également conçu comme un lieu d'échange ouvert au plus grand nombre.

Bien sûr! L'Institut des plantes médicinales a pour vocation de venir en aide aux profanes comme aux praticiens de santé et de jeter des passerelles entre les consommateurs et les principaux acteurs de la phytothérapie. Les personnes qui s'adressent à nous peuvent obtenir des conseils sur la façon de rester en bonne santé ou de se soigner ainsi que sur les substances alimentaires à éviter. Notre compétence va donc bien au-delà du seul Aloe vera.

Pouvez-vous évoquer pour nous quelques cas concerts de succès thérapeutiques imputables à l'Aloe vera – par exemple dans le traitement du cancer, des maladies de la peau, des allergies, de l'asthme ou des troubles articulaires ?

Nous avons déjà rassemblé une documentation importante au sujet des résultats obtenus avec l'aloès par plusieurs médecins allemands et étrangers dans le traitement du cancer. Nous tenons régulièrement nos adhérents informés des avancées réalisées dans ce domaine. Un bulletin leur est adressé au moins quatre fois par an. Le grand public sera informé par les médias en tant et en heure.

Des études ont-elles été menées pour savoir à quelles autres plantes l'Aloe vera peut être associé ?

Certains tests analytiques et énergétiques de grande ampleur ont montré l'action dynamique de certaines plantes sur l'aloès, comme, par exemple, le yacón, la papaye ou le myrobolan.

Êtes-vous également en contact avec des instituts de recherche et des hôpitaux ? Si oui, avec lesquels, comment procèdent-ils dans leurs travaux de recherche sur l'aloès et quelle utilisation font-ils de cette plante ?

L'Institut des plantes médicinales de Seehausen entretient actuellement des contacts réguliers avec divers centres de recherche de par le monde. Nous travaillons aussi en collaboration avec des instituts semblables au nôtre qui se consacrent aux plantes médicinales et utilitaires locales, notamment en Angleterre et au Chili. Notre objectif commun est de mettre au service de la science les savoirs ancestraux concernant l'emploi et la préparation de ces plantes. Parallèlement, nous cherchons à savoir quel peut être l'impact d'une meilleure connaissance des plantes sur les pratiques de santé du grand public. Cela concerne bien sûr également l'Aloe vera et son utilisation dans le traitement des maladies courantes et des indispositions passagères.

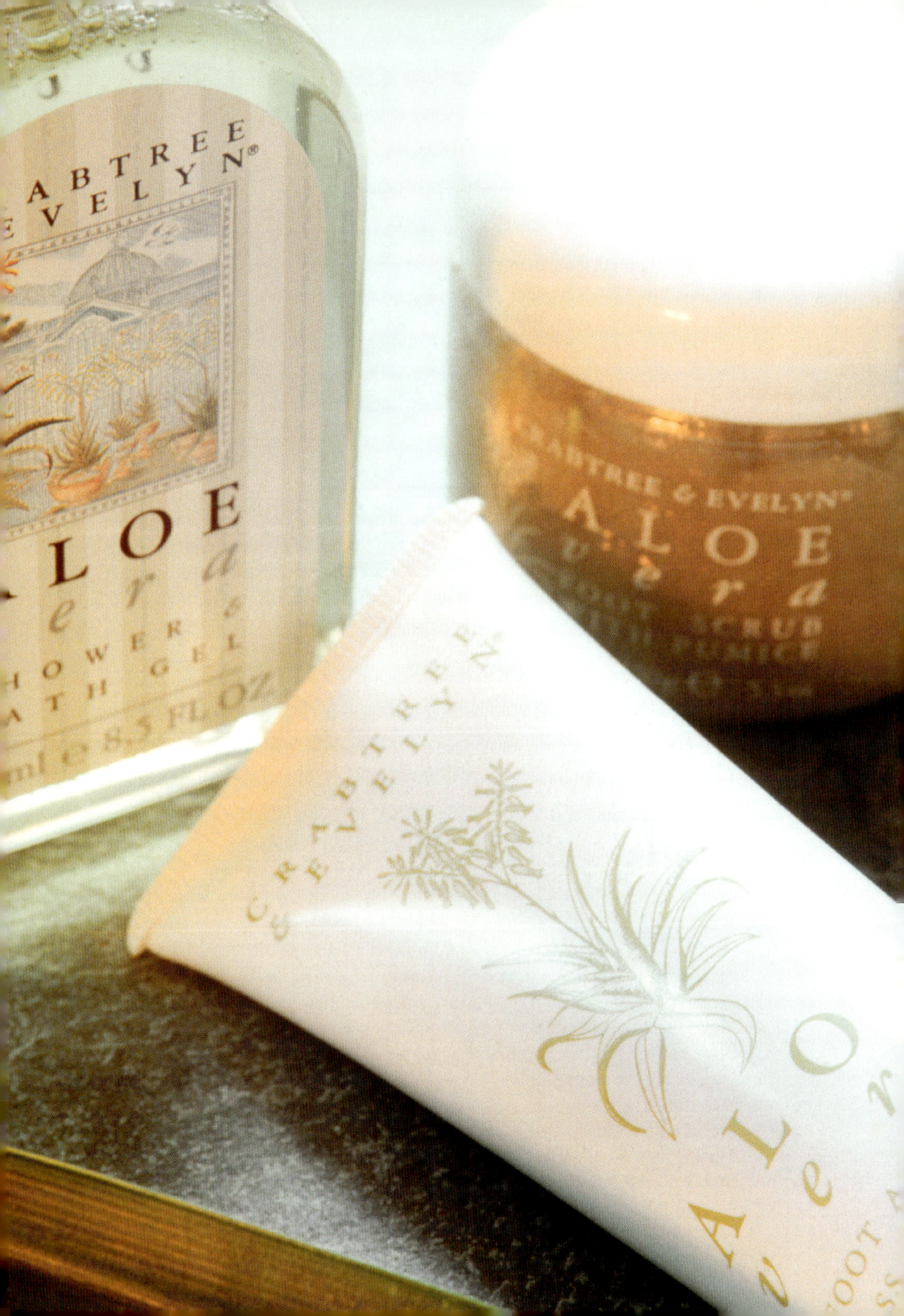
ABTREE
EVELYN®
ALOE
HOWER
ATH GEL
ml e 8.5 FL.OZ
CRABTREE & EVELYN®
ALOE
era
SCRUB
CRABTREE
EVELYN®

L'Aloe vera en cosmétologie

Contrairement à beaucoup de remèdes naturels et de plantes médicinales, l'Aloe vera permet non seulement de soigner nombre de troubles internes, mais peut aussi servir en usage externe aux soins de la peau. Cet organe, qui couvre une superficie d'environ deux mètres carrés, nous permet de percevoir le froid, le chaud et les textures, nous protège des atteintes extérieures et nous sert de système d'alerte. Pour toutes ces raisons, il mérite qu'on en prenne le plus grand soin.

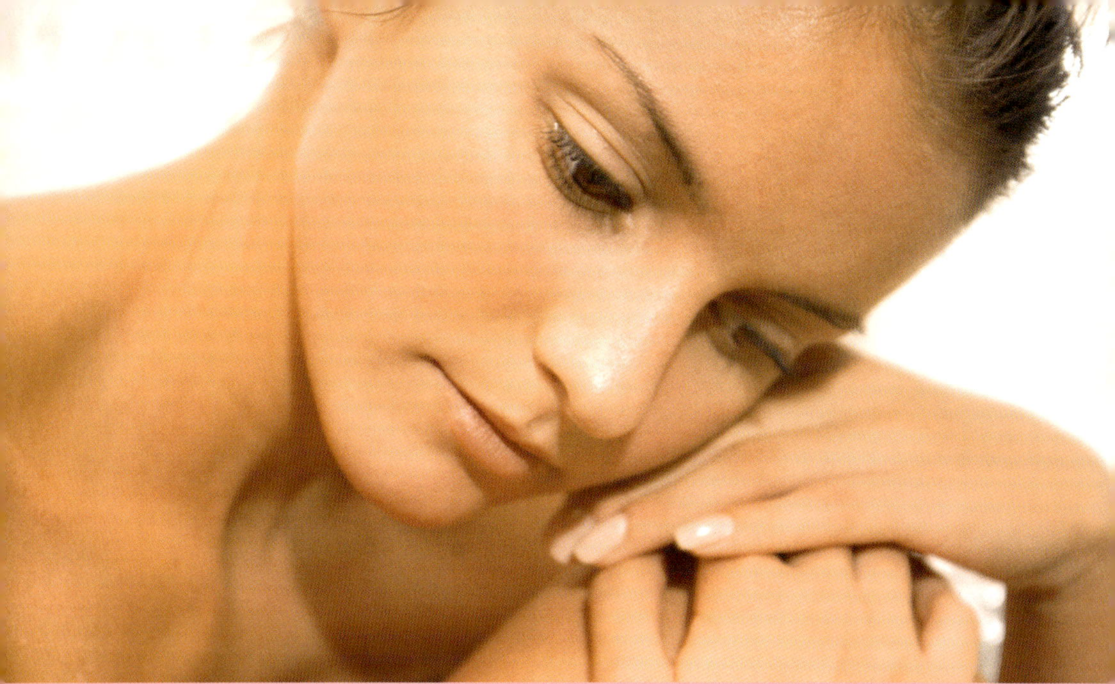

Une belle peau grâce à l'Aloe vera

La peau délimite le corps. Elle forme un pont entre l'intérieur et l'extérieur, une interface entre l'individu et son environnement. Avec ses corpuscules du tact, ses récepteurs du chaud et du froid ainsi que ses nerfs sensitifs, la peau est notre plus grand organe sensoriel. Par la perspiration et la transpiration, elle régule la température du corps et excrète des toxines. Ses cellules adipeuses stockent la graisse. Grâce à son film lipidique, elle empêche la saleté et les microbes de pénétrer à l'intérieur du corps et nous protège ainsi des maladies.

Notre peau se renouvelle selon un rythme régulier : les cellules mortes se détachent, tandis que de nouvelles cellules se forment par-dessous. L'Aloe vera peut avoir une part active dans ce processus car il :

- accélère le développent des cellules,
- débarrasse la peau des cellules mortes, des déchets métaboliques et de la sueur,
- pénètre, pour peu qu'il soit lié à un corps gras, jusque dans l'hypoderme et alimente ainsi toutes les couches la peau en substances actives.

La structure de la peau

La peau comprend sept couches dont l'épaisseur respective dépend du type de peau de chacun et de la partie du corps considérée. L'âge et l'alimentation jouent un rôle déterminant dans la qualité des cellules cutanées et leur capacité à retenir l'eau.

L'épiderme

L'épiderme constitue la surface de la peau. C'est là que les kératinocytes produisent la kératine, substance imperméable formant une barrière protectrice, appelée couche cornée. Là où la peau est continuellement mise à rude épreuve, comme, par exemple, la plante des pieds, la couche cornée est particulièrement épaisse. Là où la peau est protégée, comme au niveau des paupières, elle est au contraire très fine.

L'épiderme lui-même se compose de cinq couches : la couche basale, la couche épineuse et la couche granuleuse. Outre les kératinocytes, il contient aussi des mélanocytes, cellules dans lesquelles se produit la synthèse de la mélanine, responsable de la pigmentation de la peau.

Le derme

Le derme, situé juste en dessous de l'épiderme, qu'il nourrit, mesure généralement un ou deux centimètres d'épaisseur. Essentiellement constitué de tissu conjonctif, il est parcouru de vaisseaux sanguins, de vaisseaux lymphatiques et de nerfs. C'est lui qui, du fait des fibres collagènes et des fibres élastiques qu'il contient, assure la cohésion de la peau et lui confère sa fermeté. L'épiderme joue donc un rôle déterminant dans l'aspect juvénile de la peau.

L'hypoderme

La frontière entre le derme et l'hypoderme n'est pas aussi nette que celle qui sépare le derme de l'épiderme. L'hypoderme, souvent appelé à tort tissu cellulaire sous-cutané, contient beaucoup d'adipocytes, cellules servant au stockage des graisses ainsi qu'à l'isolation et au rembourrage du corps. C'est dans cette couche, innervée et vascularisée, que se trouvent également les glandes sudoripares et les glandes sébacées. L'hypoderme recouvre les muscles, les cartilages et les organes.

› Coupe transversale de la peau

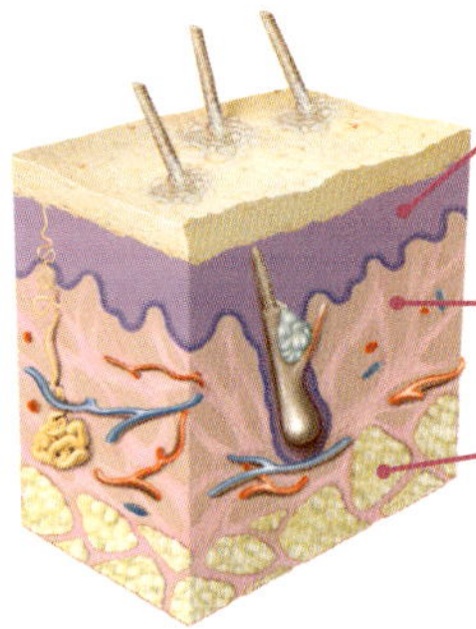

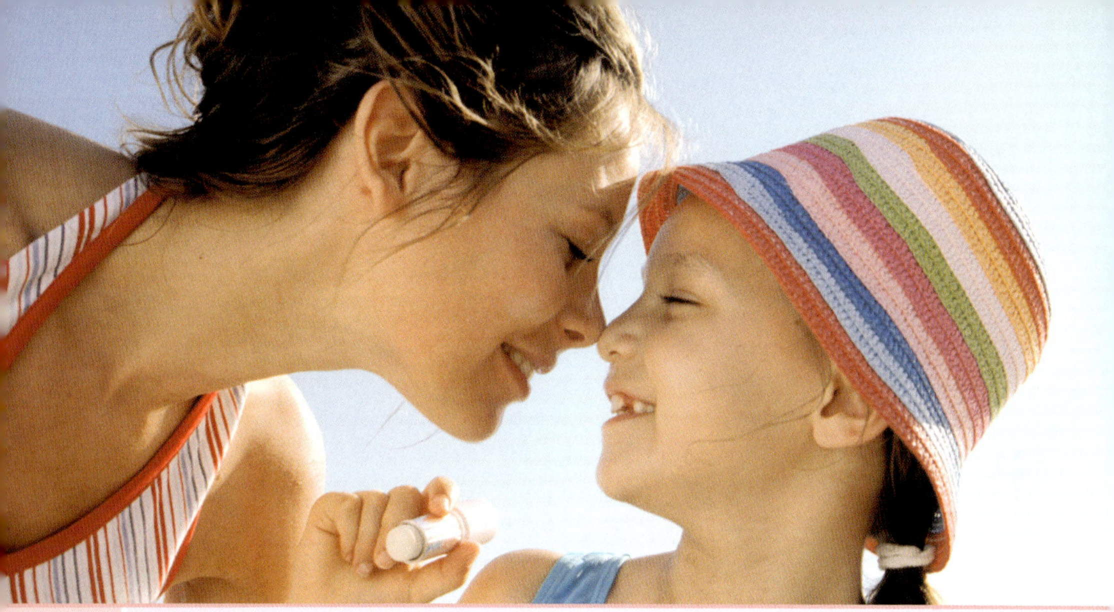

Par son action hydratante et détoxifiante, l'Aloe vera aide à préserver la jeunesse, la vitalité et l'élasticité de la peau.

Les effets de l'Aloe vera sur la peau

En 1984, Ivan E. Danhof, ancien professeur de physiologie et directeur du laboratoire de recherche du Texas Nord, est parvenu à démontrer que l'application de pulpe d'Aloe vera sur une peau relâchée multipliait par six, sept, voire huit, la production de fibroblastes, cellules productrices de collagène. On mesure sans peine l'importance de cet effet lorsqu'on sait à quel point les fibres collagènes déterminent l'élasticité et la souplesse de la peau. Cette augmentation considérable de la production de fibroblastes est probablement due à l'action des polysaccharides contenus dans la pulpe.

Danhof a en outre découvert que la pulpe d'aloès pénétrait la peau trois ou quatre fois plus vite que l'eau, ce qui explique son extraordinaire pouvoir hydratant.

« Sérum de beauté »

L'Aloe vera est donc un véritable élixir de beauté. Il présente toutefois deux inconvénients du point de vue cosmétologique :

- Il ne contient aucun corps gras, si bien qu'il faut obligatoirement lui adjoindre une huile pour que ses constituants puissent se diffuser dans la peau.
- Ses principes actifs s'altèrent au contact de l'air, si bien qu'en dehors des préparations à usage unique, que l'on concocte généralement soi-même à partir de pulpe fraîche, il faut y adjoindre des conservateurs.

Les soins cosmétiques auto-prodigués

L'offre concernant les produits de beauté à base d'Aloe vera semble aujourd'hui inépuisable, mais, dans la plupart des cas, le nom de la plante ne figure sur l'étiquette que pour faire vendre, et la teneur réelle en aloès est quasiment nulle. Le fait est que les bons cosmétiques à l'Aloe vera, c'est-à-dire non reconstitué à partir de pulpe d'aloès pulvérisée, sont une denrée plutôt rare. Les fabricants qui en proposent cultivent généralement eux-mêmes leurs plantes et les vendent également sous forme de feuilles fraîches. Leurs produits sont exempts d'eau de reconstitution, l'huile ajoutée est végétale et non minérale ou synthétique, et le nombre des conservateurs utilisés est réduit au strict minimum.

Pulpe fraîche

Si vous n'êtes pas absolument sûr que le produit qu'on vous propose répond à toutes les exigences de qualité, mieux vaut recourir tout simplement à la pulpe fraîche. C'est en effet le moyen idéal si vous :

- voulez prendre soin quotidiennement de votre peau
- n'avez pas le temps de vous concocter vos propres produits de beauté
- n'avez pas envie de faire l'effort de passer à la fabrication
- voulez un produit de beauté qui agisse également de l'intérieur
- recherchez un soin naturel et pur
- avez une peau à problèmes
- souffrez d'une affection cutanée
- appréciez les soins cutanés simples et agréables d'utilisation

Produits à l'Aloe vera faits maison

Voici les ingrédients dont vous aurez besoin si vous souhaitez fabriquer une gamme de produits plus élaborés :

- Une feuille fraîche d'Aloe vera
- Une huile végétale (voir p. 105)
- Du jus d'aloès de qualité supérieure
- Des huiles essentielles (voir p. 106)
- Un flacon d'essence spagyrique d'aloès (en herboristerie)
- De l'avocat, du miel naturel, du sel de l'Himalaya, de l'argile verte et de l'argile blanche (en pharmacie, magasin bio ou magasin de diététique).

INFO

Teneur en Aloe vera

Un label « cosmétique naturel certifié », qui indiquerait une teneur en aloès de 30 %, n'est pas garant de qualité puisque les produits qui en sont pourvus peuvent très bien contenir par ailleurs des substances nocives pour la peau.

Il est préférable de ne pas chercher à stabiliser les cosmétiques à l'aloès que l'on fabrique soi-même. L'alcool et la chaleur détruisent presque en totalité les substances actives. Les additifs, qu'ils soient synthétiques ou naturels, peuvent quant à eux provoquer des irritations ou des réactions allergiques, qu'on attribue à tort à l'aloès.

La feuille fraîche d'Aloe vera

La feuille fraîche d'Aloe vera se conserve quatre semaines – qu'elle soit entamée ou non. Enveloppez-la dans du papier de soie ou du papier absorbant et entreposez-la dans un endroit sec, à température ambiante. Une feuille suffit pour 20 applications et coûte aux alentours de 18 euros, plus frais de port (voir p. 119 pour les adresses de fournisseurs).

Nous avons vu à la p. 54 comment découper une feuille fraîche d'aloès. La plus grande partie de l'aloïne, substance amère potentiellement toxique contenue dans le derme de la feuille, s'échappe presque entièrement lors de la première utilisation. Le film qui se forme en surface à chaque fois que l'on coupe une tranche peut toutefois en contenir un peu. C'est pourquoi, il faut à chaque nouvelle utilisation commencer par couper l'entame. La pulpe apparaissant en dessous est exempte de toute aloïne.

Huiles végétales pures

Comme l'Aloe vera ne contient aucune matière grasse, il faut enrichir sa pulpe en acides gras afin que ses principes actifs puissent se diffuser dans toutes les couches de la peau. Mais il y a graisse et graisse. L'une des principales qualités de l'aloès étant de rendre la peau réceptive à toutes les substances, il est important d'employer une huile de bonne qualité, si possible obtenue par pressage à froid du fruit entier – et non pas des huiles fabriquées à partir de constituants isolés. Voici les huiles pour la fabrication desquelles on emploie généralement le fruit entier :

- Huile d'aveline (l'avelinier est une plante originaire du Chili, proche du noisetier, dont la graine renferme une huile proche de l'huile de vison)
- Huile d'églantier
- Huile de bardane
- Huile d'argousier
- Huile de sésame noir.

Ces huiles doivent en outre être issues de l'agriculture biologique et 100 % pures.

Attention : l'huile d'églantier et l'huile d'argousier ont une teinte rouge intense. Elles sont toutes deux très efficaces et conviennent à tous les types de peau, mais leur maniement est délicat car elles laissent des traces sur le linge et les serviettes. Aussi est-il recommandé de ne les utiliser qu'en masque et non pas pour les soins quotidiens. L'efficacité d'une huile ne dépend pas uniquement de sa qualité. Il faut aussi qu'elle soit adaptée à votre type de peau et à vos éventuels problèmes cutanés. Voici un tableau qui vous permettra de choisir en toute connaissance de cause

LES MEILLEURES HUILES

Domaines d'indication et effets (de A à Z)	Huiles
Allergies	Nigelle
Alopécie	Aveline
Apaisante	Bardane
Après-soleil	Aveline, sésame noir
Brûlures	Avocat
Chimiothérapie (suites de -)	Aveline
Cicatrices et fissures	Aveline
Cils (soin des -)	Aveline
Couperose	Bardane
Coups de soleil	Aveline
Démangeaisons	Bardane
Démaquillante	Aveline
Dermatite atopique	Bardane
Échauffement cutané	Bardane
Eczéma	Avocat, calendula, sésame noir
Faiblesse du tissu conjonctif	Aveline
Grains de beauté	Sésame noir
Inflammation cutanée	Avocat, calendula, sésame noir
Lissante	Amande
Mélanine (régulation)	Sésame noir
Ménopause	Bardane
Peau abîmée	Avocat, argousier, sésame noir
Peau flasque après régime	Aveline
Peau réactive	Millepertuis
Peau sèche	Noyau d'abricot, jojoba, ricin
Photosensibilité cutanée	Aveline (possède un IPS de 10-12)
Pigmentation (troubles de la -)	Sésame noir
Protection solaire	Aveline, avocat, argousier`
Réfrigérante	Bardane
Rides	Aveline
Surpigmentation	Aveline
Taches de rousseur	Sésame noir
Varices	Bardane

Jus d'Aloe vera

Si, à la place de la pulpe fraîche, vous souhaitez plutôt utiliser du jus, veillez là aussi à n'ajouter ni alcool ni agents conservateurs d'aucune sorte. Sinon, votre produit fini risquerait de faire plus de mal que de bien à votre peau et aux tissus sous-jacents. Qu'il soit destiné à l'usage interne ou à l'usage externe, le jus d'aloès doit en outre toujours être de qualité supérieure (voir p. 50).

Huiles essentielles

Les huiles essentielles peuvent enrichir l'action de l'aloès, mais il convient d'avoir la main légère. Elles sont déconseillées pour les soins du visage, car elles risquent d'irriter la peau. En ce qui concerne les soins des cheveux, du corps et des pieds, il n'y a en revanche aucun inconvénient à ce qu'on en mette un peu. Dans le tableau ci-dessous, vous trouverez une liste d'huiles essentielles avec les types de peau correspondants. Soyez parcimonieux : deux ou trois gouttes suffisent.

INFO

Des huiles essentielles pour chaque type de peau

Types de peau	Huiles essentielles
Peau normale et mixte	Bergamote, géranium, rose
Peau grasse	Bergamote, citron, cyprès, lavande, orange, romarin
Peau présentant des impuretés	Citron, cyprès, hamamélis, lavande
Peau sèche	Bois de rose, bois de santal, géranium, néroli, rose, ylang-ylang
Peau sensible	Géranium, rose
Peau exigeante	Encens, fleur de tilleul, myrrhe, néroli, rose
Peau sénescente	Encens, lavande, néroli

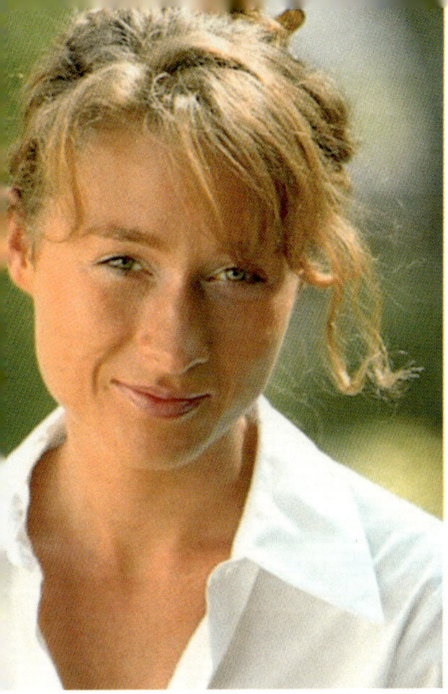

Entretien avec Ingrid Gasiunas

Dans son institut de beauté de Murnau, en Bavière, Ingrid Gasiunas travaille depuis quelques années uniquement avec des produits à l'Aloe vera. Ses clients partagent sa philosophie holistique : la beauté vient de l'intérieur et la peau est le reflet de ce qui se passe dans notre corps.

LE CHEMIN QUI M'A MENÉE À L'ALOE VERA

Quelles sont les raisons qui vous ont conduite, en tant qu'esthéticienne, à utiliser l'Aloe vera ?

Si j'ai choisi l'aloès, c'est pour des raisons personnelles : à l'âge de douze ans, j'ai été atteinte de vitiligo, un trouble de la pigmentation. J'ai en outre la peau du visage très sensible.

Et l'aloès vous a aidée ?

J'ai découvert la pulpe fraîche d'Aloe vera durant un stage de formation continue. J'ai rapidement compris que c'était là la solution que j'avais toujours cherchée : un produit entièrement naturel, agissant aussi bien en application locale que par voie orale. J'en ai donc fait mon viatique.

Vous servez-vous de l'Aloe vera également titre personnel ?

Bien sûr! Cela fait maintenant trois ans que je traite ma peau quotidiennement à la pulpe fraîche d'aloès et plus de la moitié de mes taches de vitiligo ont d'ailleurs disparu. Je bois en plus tous les jours du jus d'Aloe vera. Je suis convaincue que cette boisson est bénéfique contre tous les problèmes de peau.

Et qu'en disent vos clients ?

Chaque jour m'apporte la preuve qu'avec la pulpe fraîche d'Aloe vera j'ai misé sur la bonne carte. La peau de mes clients se régénère et leurs problèmes cutanés, anodins ou plus sérieux, se résolvent. Pour les soins cutanés, rien ne vaut selon moi l'Aloe vera.

Les soins de la peau

L'Aloe vera produit un effet régulateur et harmonisant sur toutes les peaux, qu'elles soient normales, grasses, sèches ou matures, et il ne fait aucune différence entre soins de jour et soins de nuit ni entre homme et femme.

On parle en ce qui le concerne de remède adaptogène, c'est-à-dire qu'il hydrate les peaux sèches et assouplit les peaux grasses.

Par l'ajout de certaines huiles essentielles, il est en outre possible de donner à son action une tournure plus spécifique, en fonction des problèmes de chacun.

Mais, qu'il s'agisse du visage, du contour des yeux ou du corps, veillez à toujours procéder de la manière suivante, que vous utilisiez ou non des huiles essentielles : passez délicatement sur les « zones à problèmes » un morceau de feuille fraîche d'aloès coupé par le milieu (voir p. 54), sur lequel vous aurez préalablement versé quelques gouttes d'huile végétale.

CONSEIL

Peau masculine

La pulpe fraîche d'Aloe vera additionnée d'huile végétale convient également très bien aux hommes, notamment pour masser le visage après le rasage car elle apaise la peau et stimule l'irrigation des tissus. Dans ce cas, il est fortement déconseillé d'y adjoindre des huiles essentielles, sous peine de brûlures.

Visage, cou et décolleté

Pour que les principes actifs de l'Aloe vera puissent bien pénétrer dans la peau, il faut nettoyer celle-ci au préalable avec de l'eau et un lait nettoyant sans alcool. L'aloès et l'alcool sont incompatibles car le second altère la structure des polysaccharides du premier, qui servent de molécules de transport.

Nettoyage et soins de base

1. Pour fabriquer votre propre lait nettoyant, mélangez 20 cl de gel d'Aloe vera avec 8 cl d'huile de germe de blé et une goutte d'huile essentielle de citron. Appliquez la lotion ainsi obtenue sur la peau, massez délicatement et rincez abondamment à l'eau tiède, ou retirez avec une lingette cosmétique.
2. Passez ensuite sur votre visage, votre cou et votre décolleté un morceau de feuille fraîche d'Aloe vera coupée par le milieu (voir p. 54). Un film protecteur se forme immédiatement, entraînant une légère sensation de tiraillement.
3. Versez trois à cinq gouttes d'huile végétale de votre choix (voir p. 105) dans le creux de votre main et massez soigneusement les différentes parties traitées afin que les principes actifs de la plante puissent se diffuser dans toutes les couches cutanées.

4. Laissez le mélange agir pendant trois à cinq minutes. Si vous restez inactive durant ce temps, couvrez votre cou et votre décolleté car le film d'aloès refroidit la peau et risque de provoquer des frissons.

5. Pour finir, versez à nouveau environ cinq gouttes d'huile végétale dans le creux de votre main et étalez-les sur votre visage, votre cou et votre décolleté. Vous sentez d'ores et déjà combien votre peau est fraîche et semble respirer plus librement. L'huile produit un effet nourrissant et protecteur – votre peau se sent complètement « rassasiée ».

Renouvelez cette opération matin et soir, voire trois fois par jour en cas de peau à problèmes, d'inflammation ou de tendance eczémateuse. Dans ce dernier cas, il est recommandé de ne passer le lait nettoyant que le matin et de boire en complément 20 ml de jus d'Aloe vera deux fois par jour jusqu'à amélioration des symptômes.

Eau pour le visage

Après le nettoyage, clarifiez votre peau avec une eau rafraîchissante pour le visage. À défaut, vous pouvez également utiliser de l'eau de source ou du jus d'Aloe vera pur.

1. Versez trois gouttes d'essence spagyrique d'aloès dans une demi-tasse d'eau de source, mélangez et transvasez le tout dans un bocal.
2. Imprégnez un tampon de ouate d'un peu de ce mélange et servez-vous-en pour tamponner votre visage, votre cou et votre décolleté.

Peeling simple à l'argile verte

Complétez une fois par semaine votre toilette quotidienne par un peeling doux.

1. Mettez dans une coupe une cuiller à soupe d'argile verte et 2 cl de jus d'Aloès, mélangez et appliquez la pâte ainsi obtenue sur votre visage et votre cou en massant délicatement.
2. Laissez agir environ dix minutes, puis rincez abondamment à l'eau tiède.

Peeling à l'huile et à l'argile verte

Rien ne vous empêche de remplacer le jus d'Aloès par une huile végétale. La pâte grasse ainsi obtenue est plus fluide. Elle s'étale bien et assouplit la peau.

1. Mettez dans une coupe une bonne cuillerée d'argile verte et 2 cl d'huile de sésame noir, mélangez, puis appliquez la masse ainsi obtenue sur la peau en massant délicatement.
2. Laissez agir dix minutes, puis rincez abondamment à l'eau tiède.

› Grâce à l'Aloe vera et à l'huile, les peaux sèches et desquamées redeviennent fraîches et lisses.

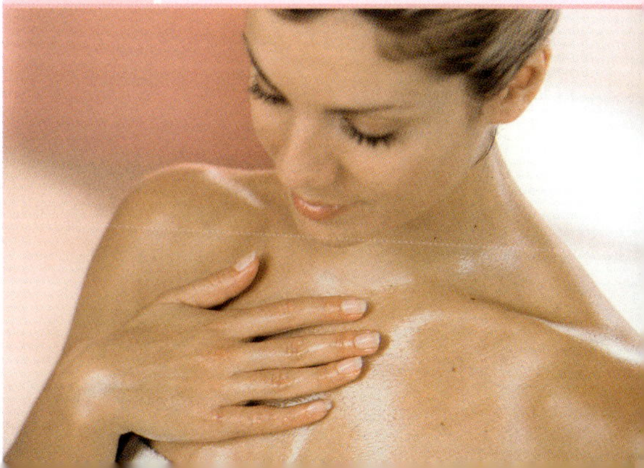

Peeling à l'essence d'aloès

Autre possibilité : remplacez le jus ou l'huile par de l'eau de source, additionnée de quelques gouttes d'essence spagyrique d'aloès :

1. Versez cinq gouttes d'essence spagyrique d'aloès dans 2 cl d'eau de source, ajoutez une cuiller à soupe d'argile verte, mélangez et appliquez la pâte ainsi obtenue sur le visage et le cou en massant délicatement.
2. Laissez agir dix minutes, puis rincez abondamment à l'eau tiède.

Masque pour le visage

Pour avoir une belle peau, il est recommandé de se faire un masque une fois par mois.

1. Cherchez dans le tableau de la p. 105, l'huile qui répond à vos besoins. L'huile d'aveline, par exemple, est particulièrement recommandée en cas de peau mature pour combattre les rides.
2. Versez quelques gouttes de l'huile de votre choix dans le creux de votre main et massez délicatement votre visage.
3. Passez ensuite plusieurs fois un morceau de feuille fraîche d'Aloe vera coupée par le milieu (voir p. 54) de manière à ce que la pulpe forme une couche épaisse sur le visage.
4. Laissez ce masque agir pendant vingt minutes. En attendant, restez confortablement installée sur votre canapé avec une couverture. Si vous avez un peu froid, le fait de mettre un coussin chauffant derrière votre dos ou sur vos pieds, tempérera l'effet réfrigérant produit par le masque au niveau du visage. Ne vous étonnez pas si la peau vous picote et vous brûle un peu. C'est là le signe que les principes actifs de l'Aloe vera sont en train d'agir. Il n'y a pas non plus lieu de s'inquiéter si de légères rougeurs apparaissent. Votre peau retrouvera son aspect normal au bout d'une heure tout au plus. Les picotements ne sont pas une réaction allergique, mais le reflet de la vigueur avec laquelle l'Aloe vera rafraîchit votre peau. Attention : à moins que vous utilisiez de l'huile d'argousier ou d'églantier, qui déteignent fortement, le masque ne doit pas être retiré à l'eau.
5. Pour finir, étalez à nouveau un peu d'huile sur votre visage par des petits mouvements circulaires. Sentez comme votre peau est devenue réceptive et perméable. Elle respire à pleins pores.

INFO

De l'huile contre l'acné ?

Le fait que vous ayez une peau grasse ou que vous souffriez d'acné ne doit pas vous empêcher d'utiliser de l'huile. Le fait de traiter l'acné avec des produits agressifs, tels qu'alcool isopropylique ou antibiotiques, comme cela se fait habituellement, engendre un véritable cercle vicieux car ces médicaments ont pour effet de détruire le film lipidique qui protège la peau. En réaction, les glandes sébacées se mettent à produire davantage de sébum. Pour éviter cela, il faut au contraire alimenter la peau en substances grasses nutritives et naturelles. L'acné disparaîtra de lui-même.

Contour des yeux

La pulpe fraîche d'Aloe vera convient également bien pour le contour des yeux.

1. Coupez une tranche de feuille fraîche d'Aloe vera par le milieu (voir p. 54) et versez sur la pulpe de chacune des deux moitiés deux ou trois gouttes d'huile d'aveline.
2. Placez les deux morceaux de feuille côté pulpe sur les yeux et laissez agir environ trois minutes. Faites ensuite pénétrer les résidus de pulpe dans la peau autour des yeux par des petits mouvements circulaires de l'index.

Cernes

En procédant de la même façon, vous pouvez aussi traiter les cernes sombres sous les yeux. Après avoir retiré les morceaux de feuilles, passez-les délicatement sur les pattes d'oie en massant. En regonflant ainsi les tissus de l'intérieur, vous atténuerez sensiblement les petites rides.

Au lieu de vous servir de la pulpe fraîche, vous pouvez aussi verser un peu de jus d'Aloe vera pur ou d'eau pour le visage à l'essence d'aloès (voir p. 109) sur deux disques de coton et poser ceux-ci sur les paupières fermées ou sous les yeux. Laissez agir pendant deux minutes.

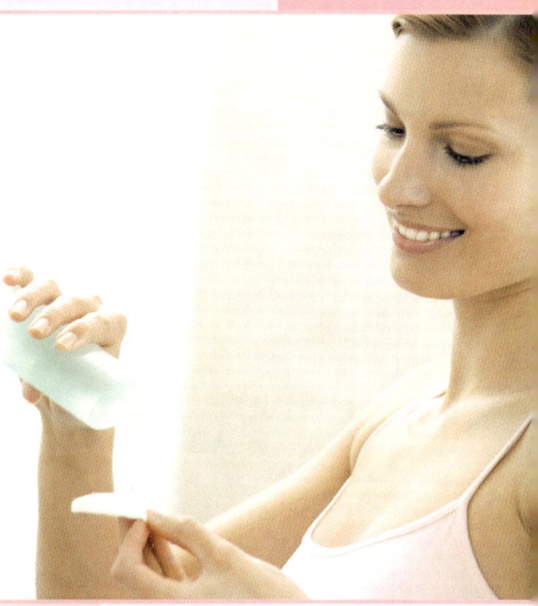

› Les cosmétiques à l'Aloe vera clarifient la peau et peuvent atténuer les premières rides.

Cuir chevelu et cheveux

Se fabriquer soi-même son shampoing n'a pas grand intérêt dans la mesure où cela demande beaucoup de travail et qu'il existe actuellement dans le commerce de bons shampooings à l'Aloe vera. En revanche, si vous avez tendance à l'eczéma du cuir chevelu, à l'alopécie ou aux pellicules, l'application régulière de masques capillaires « faits maison » peut s'avérer très utile.

1. Coupez une tranche de feuille fraîche d'Aloe vera, extrayez la pulpe et mettez celle-ci dans une coupe.
2. Ajoutez du miel naturel en quantité suffisante pour obtenir une mousse crémeuse en tournant avec une fourchette.
3. Appliquez la mousse ainsi obtenue sur les cheveux et massez délicatement de manière à recouvrir l'ensemble du cuir chevelu. Laissez agir pendant dix minutes.
4. Pour finir, rincez abondamment à l'eau tiède et lavez-vous les cheveux avec un shampoing pH neutre à base d'ingrédients naturels.

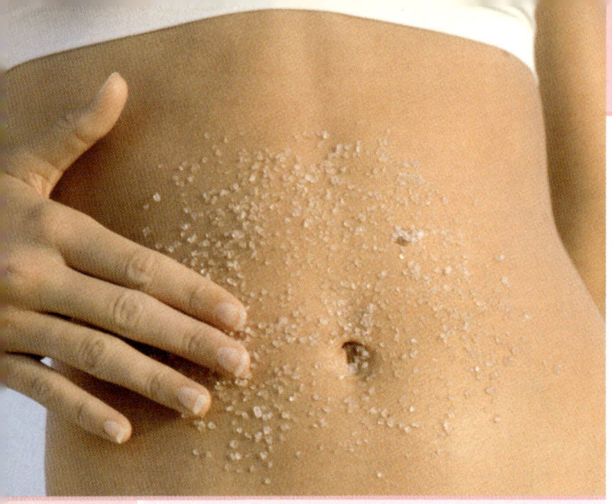

Le peeling à l'Aloe vera et au sel de l'Himalaya raffermit la peau.

Soins corporels

Le mélange pulpe fraîche d'Aloe vera et huile végétale ne convient pas uniquement pour les soins du visage, mais également pour ceux du corps. Cette méthode est toutefois onéreuse en raison de la quantité de pulpe nécessaire pour traiter l'ensemble du corps. Pour éviter ces frais et gagner du temps, rien ne vous empêche de recourir plutôt à un lait corporel à l'Aloe vera, pourvu qu'il soit de bonne qualité. Si vous avez envie de faire vos propres expérimentations, il vaut mieux réserver vos talents pour la préparation d'un gel douche ou d'un peeling.

Gel-douche

Pour un gel-douche, procurez-vous en pharmacie ou en magasin bio une base lavante pH neutre et ajoutez-y du jus d'Aloe vera selon un rapport 2:1 (deux parts de savons, une part de jus). Étalez bien le gel sur la peau mouillée, puis rincez à l'eau tiède, voire froide si vous en avez le courage.

Peeling

Le peeling raffermissant à l'Aloe vera et au sel de l'Himalaya peut s'avérer très utile en cas de cellulite et d'excès de graisse sous-cutanée.

1. Écrasez un morceau de pulpe fraîche d'Aloe vera et mélangez-le avec du sel de l'Himalaya selon un rapport 1:1 (environ 1 cuiller à café de sel pour un morceau de pulpe).
2. Appliquez la mixture ainsi obtenue sur les « zones à problèmes » et massez en faisant des petits mouvements circulaires, puis laissez agir pendant cinq minutes.
3. Rincez abondamment à l'eau tiède ou froide, séchez et passez un peu d'huile sur les parties traitées.

Transpiration excessive

L'application de pulpe fraîche d'Aloe vera sous les aisselles peut, du fait de son action rafraîchissante, aider en cas de transpiration excessive. Cela n'est toutefois faisable qu'en été, lorsqu'on est en maillot de bain, en robe à bretelles ou en dos nu, car la pulpe tache les vêtements. Seul un traitement spécifique, conduit par un naturopathe expérimenté, permet, en agissant sur le métabolisme perturbé, de s'attaquer aux causes de l'hyperhidrose. En complément, il est recommandé de boire de boire 25 ml de jus d'Aloe vera trois fois par jour. Pour prévenir et endiguer les sueurs soudaines, vous pouvez utiliser (toute l'année) un spray ou un tonique à l'Aloe vera.

Soins des mains et des pieds

L'association pulpe fraîche d'Aloe vera et huile végétale convient parfaitement pour les soins des mains et des pieds.

- L'huile de bardane s'est révélée particulièrement efficace en cas de desquamations. La vitamine E et le bêta-carotène accélèrent la régénération de la peau.
- En cas de callosités, versez quelques gouttes d'huile d'aveline sur la pulpe fraîche d'Aloe vera.
- En cas de mycose sur la peau et ongles des pieds, additionnez la pulpe d'huile d'aveline ou d'huile de sésame noir.
- L'huile de sésame noir, riche en minéraux, est recommandée en cas de pieds douloureux après une longue marche, pour son effet régénérateur sur la peau enflammée et abîmée.

Soins de la bouche et des lèvres

Pour prendre soin de votre bouche et de votre gorge, sucez, puis avalez plusieurs fois par jour un morceau de pulpe fraîche d'Aloe vera. Ce geste simple favorise la régénération des muqueuses, aide à lutter contre les bactéries, diminue les saignements gingivaux, produit un effet anti-inflammatoire et prévient la mauvaise haleine.

Masque pour les lèvres

Passez chaque soir un petit morceau de feuille fraîche (voir p. 54), sans huile, sur vos lèvres, puis tamponnez-les avec un peu de miel. En procédant ainsi quotidiennement, vous aurez les lèvres pulpeuses et bien irriguées.

Traitement complémentaire

Comme beaucoup de problèmes de santé, mais peut-être plus encore, les problèmes de peau et les affections cutanées sont souvent liés à des troubles psychiques. Avec leurs vibrations énergétiques, les Fleurs de Bach peuvent harmoniser le psychisme et contribuer par-là à l'amélioration des symptômes cutanés. Versez-en deux gouttes de la fleur de votre choix dans un verre d'eau et buvez en plusieurs fois, réparties sur la journée.

- Si, derrière une apparence joviale, vous souffrez d'agitation intérieure et que vous êtes taraudé par des pensées obsédantes, choisissez l'aigremoine.
- Si vous ne savez pas dire non, la centaurée vous donnera davantage de force de caractère.
- Le houx est recommandé en cas de jalousie, de méfiance, de haine ou d'envie.
- Si vous êtes facilement déstabilisé et influençable, la noisette vous aidera à rester fidèle à vous-même.

INFO

Votre crème est-elle vraiment de bonne qualité ?

Les crèmes haut de gamme se caractérisent par la rapidité de pénétration cutanée des substances grasses dont elles se composent. Donc, en inversant la proposition, toute crème qui laisse sur la peau un film gras peut être considérée comme étant de qualité médiocre.

TRAVERSER LES SAISONS AVEC L'ALOE VERA

L'Aloe vera permet, comme nous l'avons vu, de traiter quantité de troubles au fur et à mesure qu'ils surviennent et de prendre soin de sa peau au quotidien, mais il est aussi très utile pour combattre de manière ciblée la fragilité saisonnière sous ses différentes formes. Il s'est révélé d'une grande efficacité par exemple pour lutter contre la fatigue printanière ou pour renforcer le système immunitaire durant la saison froide.

PRINTEMPS

Lorsque, à partir du mois de mars, l'hiver touche à sa fin, tout le monde se réjouit de l'arrivée imminente du printemps. Toutefois le réveil de la nature, aussi positif soit-il, donne souvent lieu à des troubles spécifiques, comme la fatigue printanière ou le rhume des foins.

Fatigue printanière

La fatigue et le manque d'entrain sont souvent la conséquence de l'alimentation insuffisante de l'organisme – et en particulier du cerveau – en nutriments et en oxygène. En hiver, nous sortons généralement moins et notre alimentation est moins riche en vitamines et en minéraux. Les fruits et les légumes, importés de loin, présentent une valeur nutritionnelle relativement faible car ils ont été cueillis avant maturité. Nous sortons donc de l'hiver un peu affaiblis et nos cellules ont tendance à travailler au ralenti. Pour remédier à cela, il est recommandé, à partir de février, de boire 20 ml de jus d'Aloe vera trois fois par jour.

Cure détoxifiante

Le printemps est la saison idéale pour nettoyer l'organisme en profondeur. Le métabolisme cellulaire produit naturellement des toxines qu'il est important d'éliminer. Pour pouvoir accomplir leurs tâches spécifiques, toutes nos cellules somatiques (c'est-à-dire autres que sexuelles) ont besoin d'oxygène et de nutriments, qui leur sont fournis par le sang. En brûlant les nutriments grâce à l'oxygène et à des enzymes, elles produisent elles-mêmes l'énergie nécessaire à leur fonctionnement. Ce processus de combustion entraîne la production de déchets qui sont transportés par le système lymphatique et le système veineux jusqu'au foie où ils sont dégradés avant d'être éliminés par les reins. L'ensemble de ce processus – de l'alimentation des cellules jusqu'à l'élimination des déchets – est appelé métabolisme.

En hiver, le métabolisme est ralenti, si bien que les déchets métaboliques, au lieu d'être éliminés au fur et à mesure, ont tendance à s'accumuler dans les tissus. Pour décrasser votre organisme, buvez au début du printemps, quatre semaines durant, 30 ml de jus d'Aloe vera trois fois par jour et stimulez votre circulation sanguine par des douches écossaises, ce qui aura en outre pour effet de raffermir votre tissu conjonctif et votre peau, dont vous pourrez par ailleurs entretenir l'élasticité et la souplesse en vous massant quotidiennement le visage et le décolleté avec de la pulpe fraîche d'Aloe vera. Et n'oubliez pas que pour être vraiment efficace, toute cure détoxifiante doit s'accompagner d'une alimentation équilibrée.

Rhume des foins

Pour nombre d'entre nous, le printemps est synonyme de larmoiements, de nez qui coule et de difficultés respiratoires. Pour limiter les effets du rhume des foins et des crises d'asthme, buvez à titre préventif dès le mois de décembre 20 ml de jus d'Aloe vera trois fois par jour.

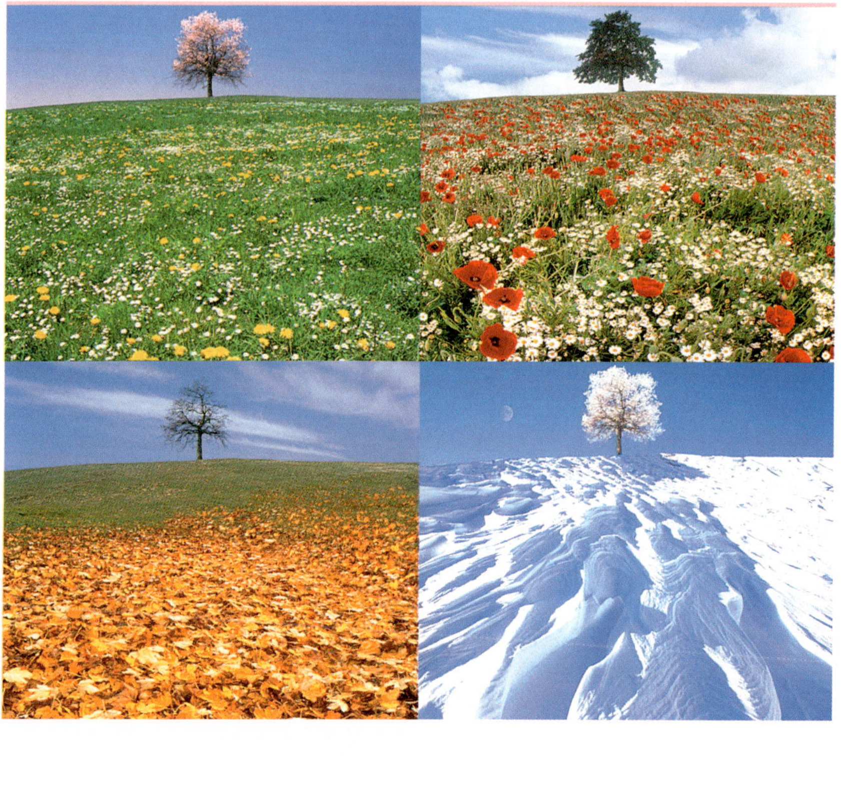

ÉTÉ

Juin, juillet et août sont les mois de l'année où nous passons le plus de temps dehors. Que ce soit en randonnée, à vélo, à la piscine ou à la plage, nous nous exposons soudain de manière prolongée aux rayons du soleil, ce qui, comme chacun sait, peut être mauvais pour la peau.

Rayons ultraviolets

Pour protéger votre peau du dessèchement, enduisez votre corps de gel d'Aloe vera avant et après chaque « bain de soleil ». L'aloès est également très utile pour prévenir ou soigner les coups de soleil. Les crèmes solaires de bonne qualité à base d'Aloe vera protègent efficacement contre les UV. La pulpe fraîche apporte à la peau avant et après l'exposition l'hydratation dont elle a besoin pour résister aux méfaits du soleil. Elle apaise et régénère en cas de rougeurs ou de brûlures et protège les personnes qui sont allergiques au soleil. Dans ce dernier cas, il est d'ailleurs recommandé de boire dès le mois de mars 20 ml de jus d'Aloe vera trois fois par jour afin de réguler le métabolisme et de diminuer la tendance allergique.

Moustiques et autres

Contre les piqûres d'insectes, utilisez soit un gel d'Aloe vera acheté en pharmacie ou en magasin bio soit, si vous en avez la possibilité, de la pulpe fraîche. Appliquez le produit immédiatement, en couche fine. Cela soulagera les démangeaisons et préviendra toute réaction allergique, œdème ou inflammation.

Grippe d'été

Si votre système immunitaire est fragile et que vous avez tendances aux infections gastro-intestinales, buvez en été, à titre préventif, 20 ml de jus d'Aloe vera deux fois par jour. Cela devrait vous permettre d'échapper aux troubles gastriques et aux diarrhées liés à la grippe d'été.

Jambes lourdes

Si vous souffrez d'une faiblesse des veines et du tissu conjonctif, vous avez sans doute souvent les jambes lourdes ou les pieds gonflés, notamment en été. Le gel d'Aloe vera – appliqué en couche fine sur les parties concernées – produit une sensation de fraîcheur et stimule la circulation. Parallèlement, il est conseillé de boire 25 ml de jus d'Aloe vera deux fois par jour afin d'empêcher le tissu conjonctif de s'affaiblir davantage et le sang de stagner dans les veines.

Infections fongiques

L'été est par excellence la saison des infections fongiques – surtout pour qui fréquente assidûment les piscines en plein air. Pour renforcer le système immunitaire, buvez à titre préventif 15 ml de jus d'Aloe vera deux fois par jour. Pour traiter les champignons eux-mêmes, passez sur les régions infectées un morceau de feuille fraîche d'Aloe vera coupée par le milieu (voir p. 58) ou tamponnez-les plusieurs fois par jour avec un morceau de coton imprégné de jus d'aloès.

AUTOMNE

Les variations importantes de températures caractéristiques des mois de septembre, octobre et novembre entraînent un risque accru de refroidissement.

Douleurs articulaires

Le temps humide est la hantise des personnes qui souffrent d'affections articulaires. Comme ces troubles sont généralement liés à une acidification du sang, le jus d'Aloe vera peut, en raison de l'action alcalinisante de ses constituants, s'avérer ici aussi d'une grande utilité (à raison de 20 ml trois fois par jour). Il est par ailleurs indispensable d'avoir une alimentation équilibrée et une bonne hygiène de vie. Les mauvaises habitudes alimentaires (manger trop, trop gras, trop vite) et les tensions psychiques (stress, angoisses et troubles du sommeil) favorisent en effet l'acidification, ce qui a pour effet de perturber l'équilibre acido-basique de l'organisme.

Renforcement des défenses immunitaires

L'arrivée de la saison humide est l'occasion ou jamais de renforcer son système immunitaire. Pour cela, rien de tel qu'une cure d'Aloe vera. Buvez 20 ml de jus d'Aloe vera trois fois par jour pendant plusieurs semaines. Si vous souffrez de troubles articulaires, que vous avez les muqueuses sensibles ou que vous avez tendance à la cystite, prolongez la cure jusqu'à la fin de l'hiver en passant à 20 ml deux fois par jour.

HIVER

Durant la saison froide, notre système immunitaire est mis à rude épreuve : refroidissements, grippes, bronchites, rhumes, angines, otites, inflammation des muqueuses buccales et crises d'herpès l'obligent à travailler à plein régime. Pour savoir comment soigner chacune de ces maladies en particulier, reportez-vous aux pages 56 et suivantes.

Prévenir les infections

Si vous êtes sujet aux infections, que vos muqueuses sont irritées par l'air sec du chauffage central ou que vous avez tendance à avoir la peau sèche et rugueuse, commencez dès le mois d'octobre à boire 20 ml de jus d'Aloe vera deux fois par jour. Parallèlement, prenez soin de votre peau avec des cosmétiques haut de gamme à l'aloès.

Compenser les déficits en nutriments

Comme il n'y a en hiver quasiment aucun produit frais de saison au rayon fruits et légumes, notre organisme manque bien souvent de vitamines et de minéraux. Aussi une complémentation naturelle, à prendre tout au long de l'hiver, peut-elle s'avérer très utile. Pour cela, buvez 20 ml de jus d'Aloe vera deux ou trois fois par jour.

Adresses utiles

- **Naturaloe**
Propose une gamme complète de soins à base de pur jus d'aloès
P.A. de Tournebride
44118 La Chevrolière
Tél. : 02 51 70 90 00
http://www.naturaloe.fr/

- **Gassendi-Dietetique**
Commercialise via l'Internet du jus d'Aloe vera et des produits de beauté à base d'aloès
Boîte n°1
23-25, rue Gassendi
75014 PARIS
http://biogassendi.ifrance.com

- **Santrel**
Fabrique la gamme Aloex, en vente dans la plupart des magasins bio
http://www.santrel.com

- **Forever Living Products**
Société américaine, numéro un sur le marché, proposant de nombreux produits à base d'aloès
http://www.foreverliving.com

- **Pharmos Natur**
Société allemande commercialisant du jus d'Aloe vera, des cosmétiques à base d'aloès ainsi que des **feuilles fraîches**.
http://www.pharmos.de
(site en allemand et en italien)

- **Pura vita Naturwaren**
Producteur allemand proposant des Aloe vera en pot, des **feuilles fraîches** ainsi qu'une gamme complète de cosmétiques à l'aloès.
http://www.puravita.de
(site en allemand, possibilité d'envoyer un courriel en anglais pour demande d'informations)

- **Lien utile**
http://www.iasc.org/articles.html
Sélection d'articles scientifiques en anglais proposée par le Conseil scientifique international de l'Aloe vera (IASC).

Index

Dans la même collection

O. Carewitz - D.B. Carewitz, *En finir avec la cigarette*
R. Collier, *Renaître grâce à une cure intestinale*
B. Fervers-Schorre, *Les hormones*
S. Flade, *Allergies*

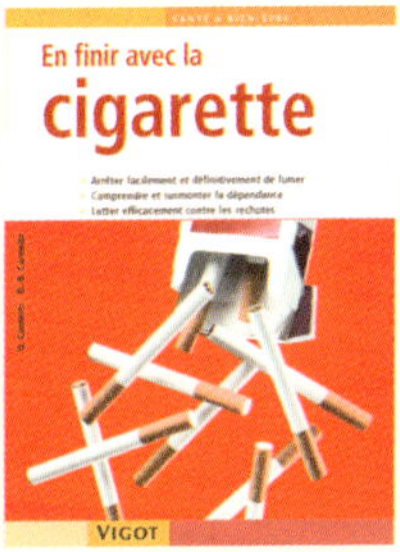

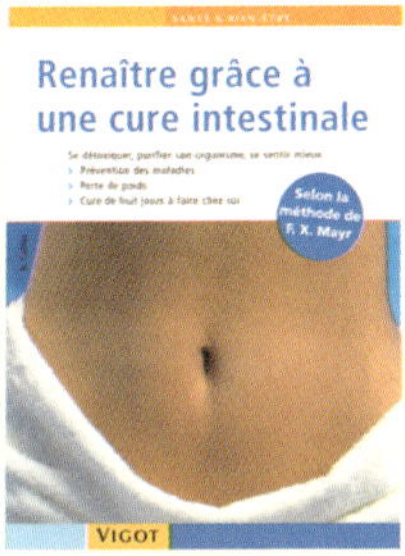

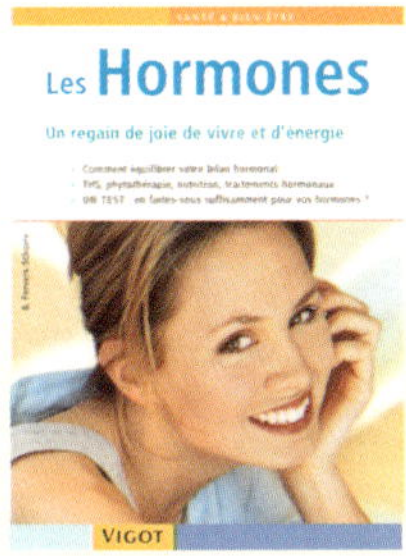

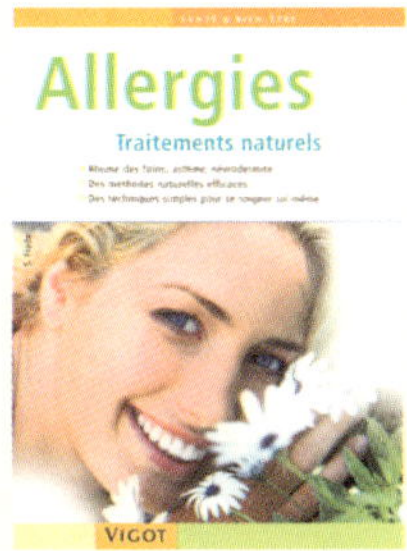

B. Frohn, *Anti-âge*
M. Hederer, *Courir pour maigrir*
I. Hofmann, *Rester mince après 40 ans*
D. Khun, *Minceur et santé pour votre enfant*

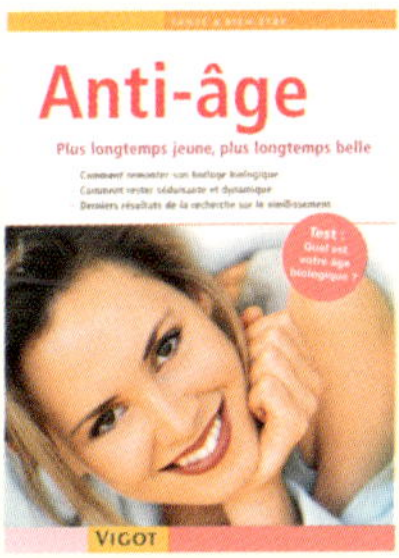

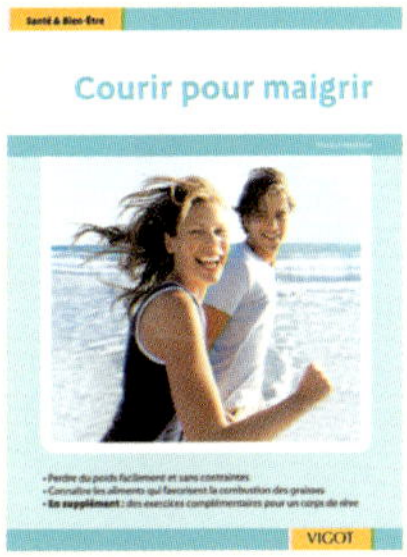

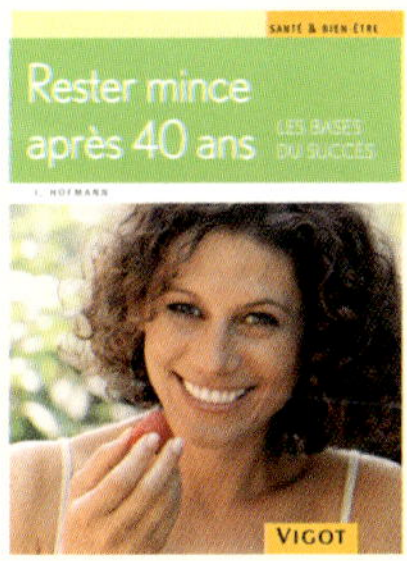

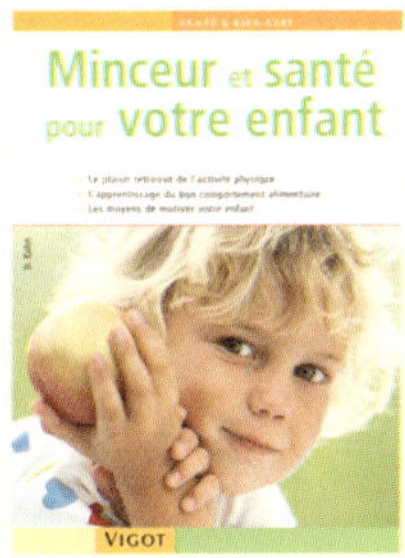

E-M. Kraske, *Équilibre acide-base*
T.M. Thust, Dr S. Schlett, *Détox*
Dr I. Lackinger Karger, *La ménopause*
D. Langen, *Le training autogène*

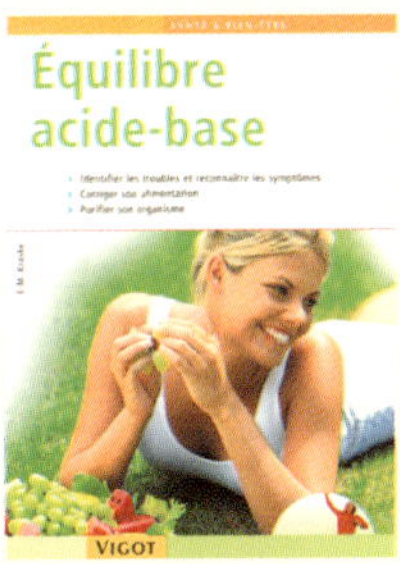

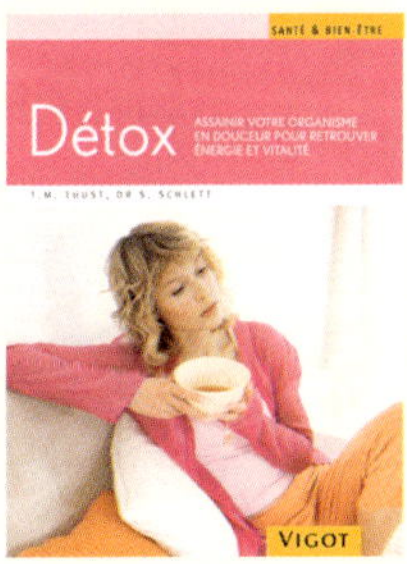

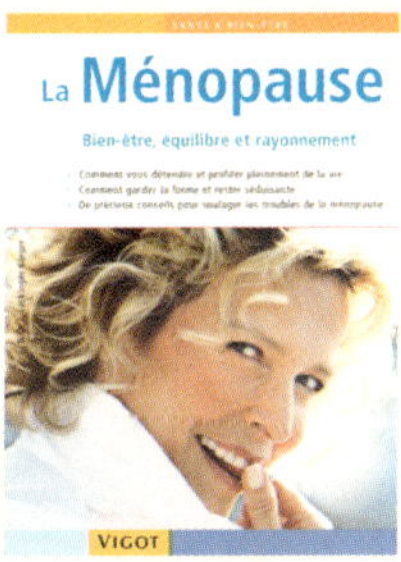

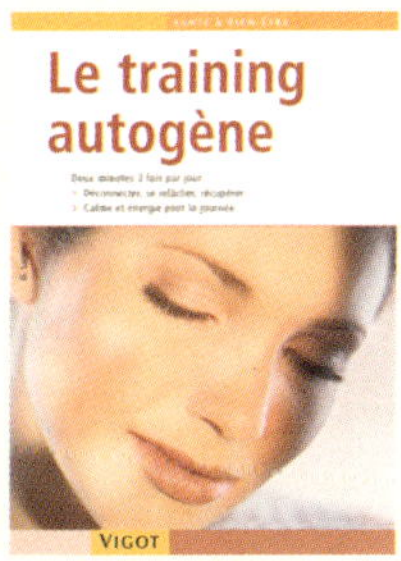

M. Lesch, G. Forder, *Kinésiologie : réduire le stress et renforcer son énergie*
D. Pfenninghaus, *Se sentir bien pour mieux vivre*
E. Pospisil, *Le régime méditerranéen*
N. S. Sabnis, *Mincir en douceur grâce à l'Ayurveda*

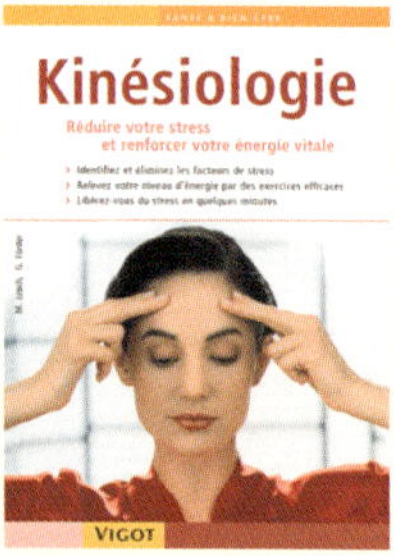

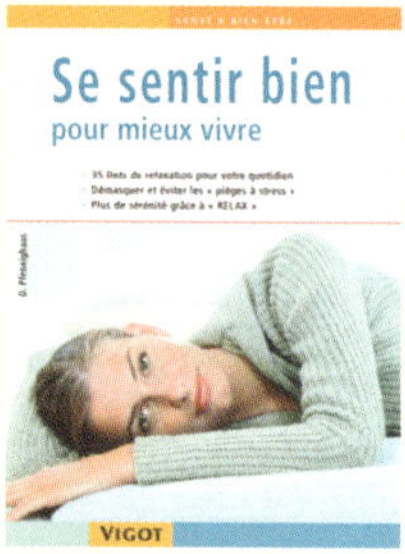

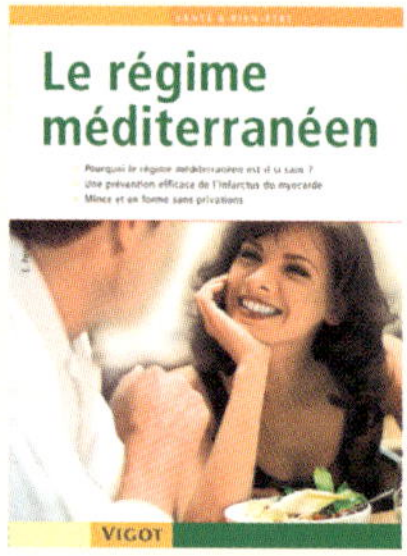

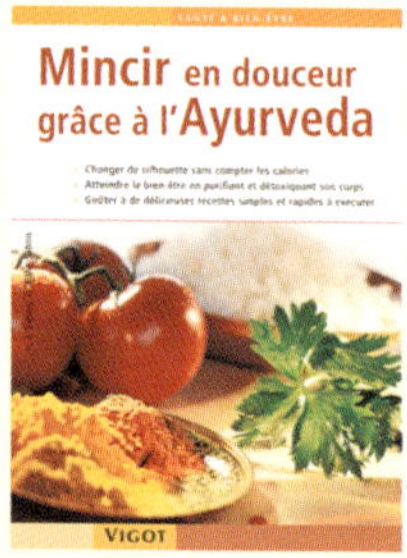

G. Sator, *Feng Shui. Habitat et harmonie*
A. Schwarz, R. Schweppe, *Thé vert*
S. Schmidt, *Fleurs de Bach*
K. Schutt, *Massages*

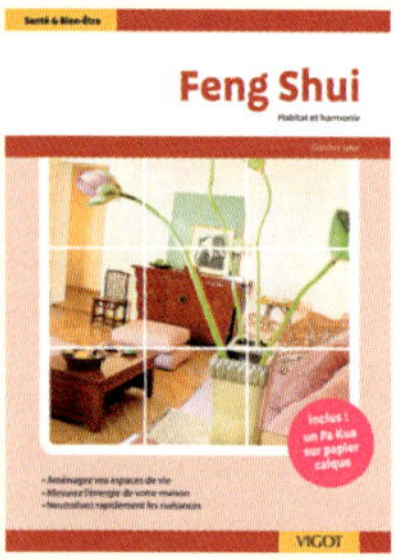

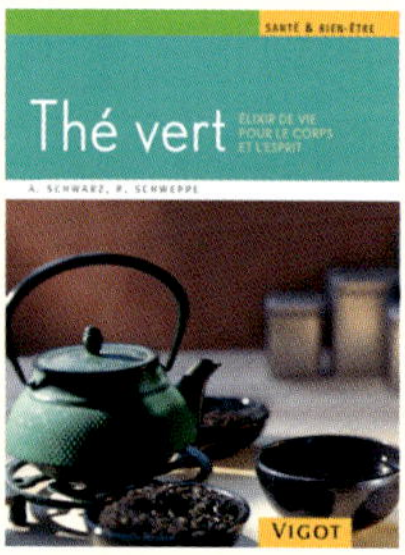

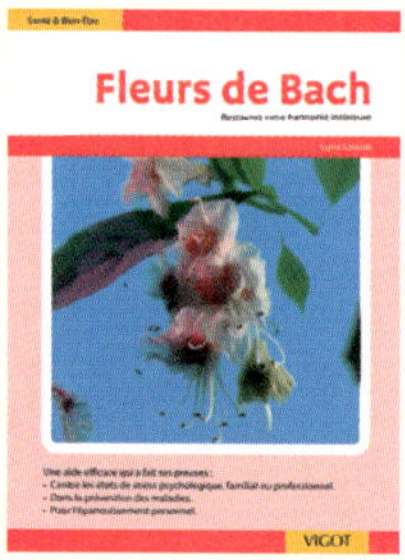

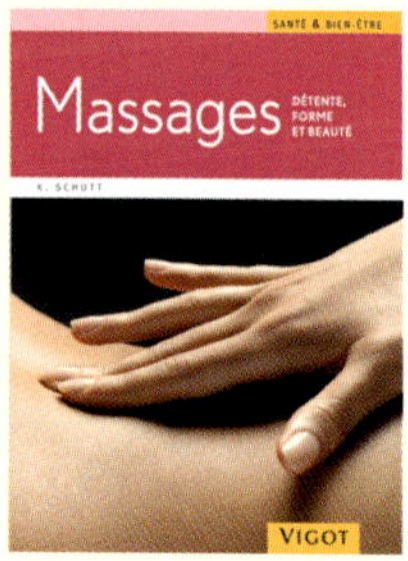

K. Schutt, *Ayurveda*
H.P. Seelig, *Analyses médicales*
B. Sesterhenn, *Purifier son organisme*
H.-M. Stellmann, *Médecine naturelle et maladies infantiles*

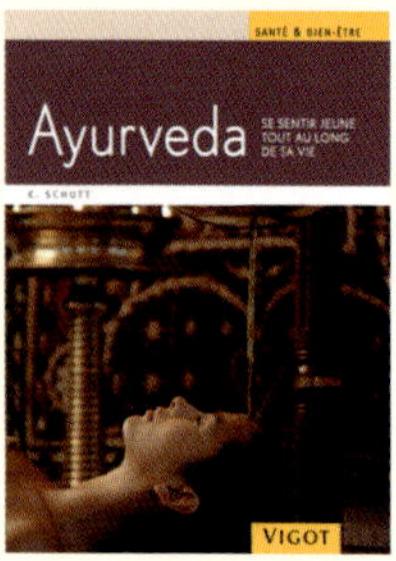

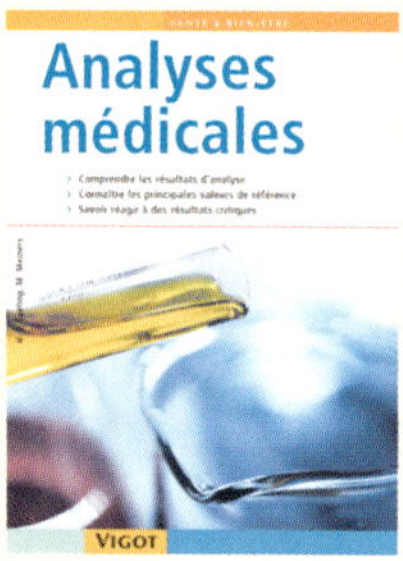

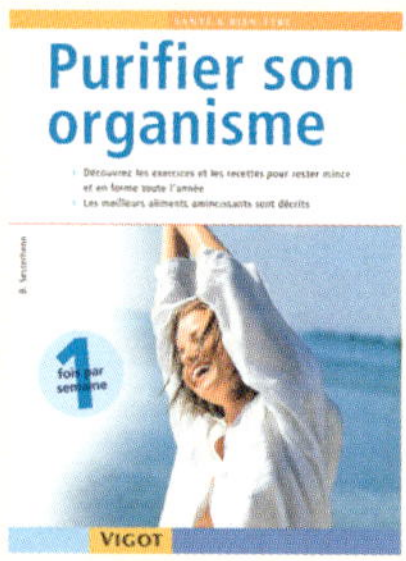

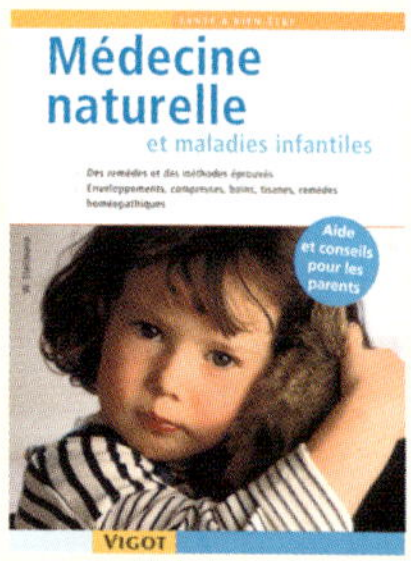

W. Stumpf, *Homéopathie pour les enfants*
S. Tempelhof, *Fatigue chronique, Fibromyalgie*
S. Tempelhof, *Ostéopathie*
C. Voormann et G. Dandekar, *Massages pour bébé*

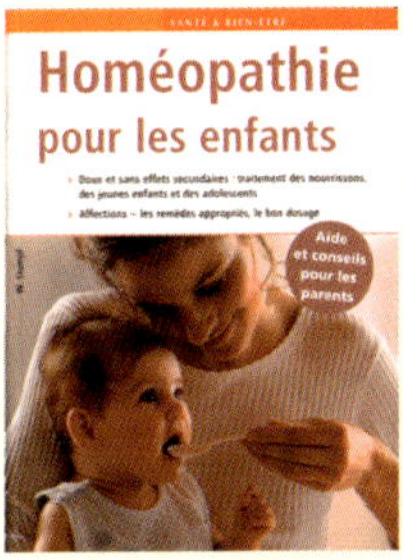

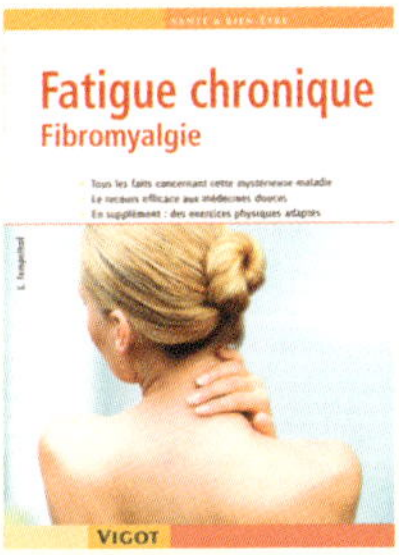

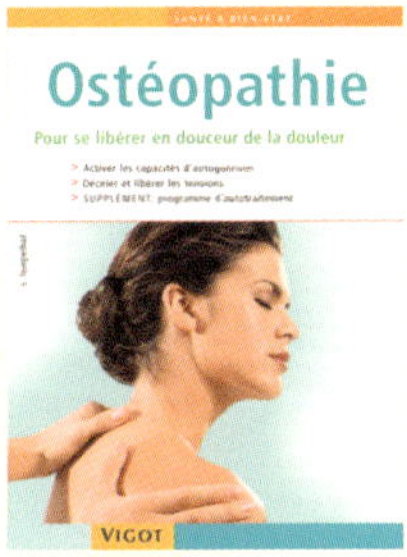

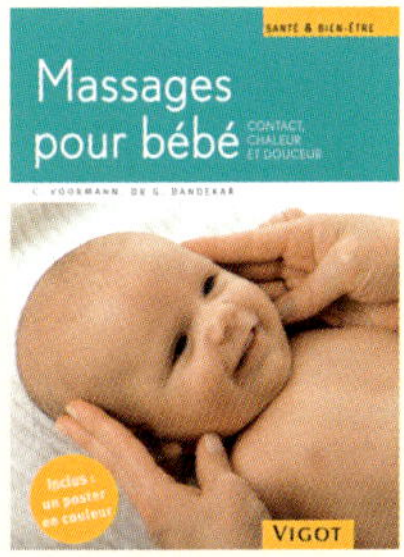

F. Wagner, *L'acupression digitale*
F. Wagner, *Le massage des zones réflexes*
M. Werner, *Les huiles essentielles*
G.T. Werner et M. Nelles, *L'école du dos*

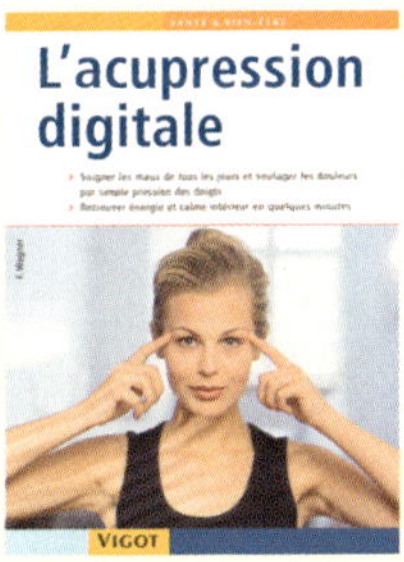

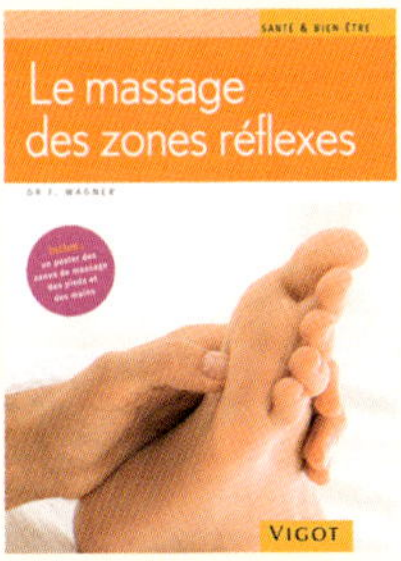

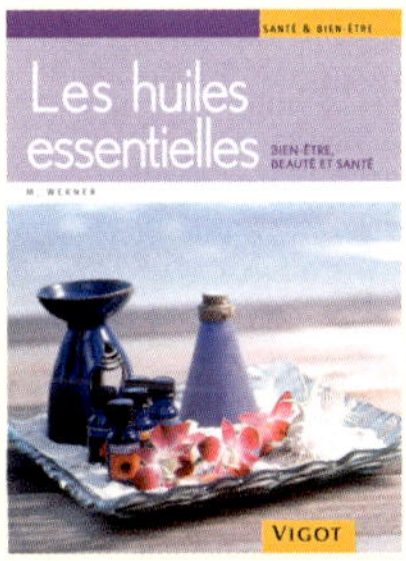

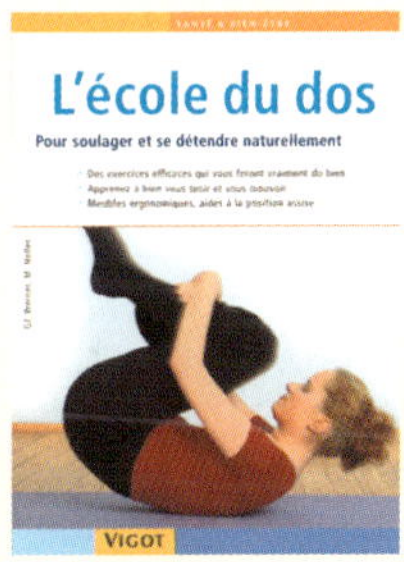

Dr M. Wiesenauer et A. Kerckhoff, *Homéopathie anti-stress*
R. Zauner, *Soigner le dos par des méthodes naturelles*

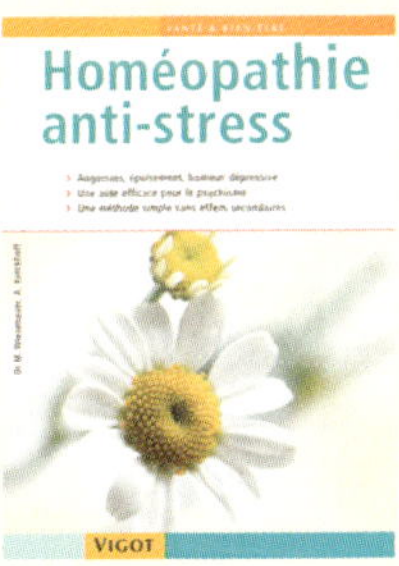

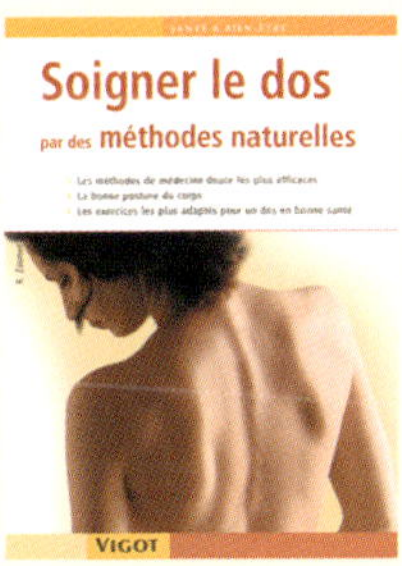

Avertissement

Les conseils et informations délivrés dans ce livre reflètent l'expérience et le point de vue de l'auteur. Leur exactitude et leur fiabilité ont été soigneusement vérifiées, mais ils n'ont en aucun cas vocation à se substituer à l'avis éclairé d'un médecin. Le lecteur est donc seul responsable de l'usage qu'il en fait. L'auteur et l'éditeur déclinent toute responsabilité quant à d'éventuels dommages encourus suite à la lecture du présent ouvrage.

Crédits photographiques

AKG : p. 10 ; BA Huber : p. 8 ; Biosun : p. 71 : Beat Ernst ; Corbis : p. 31 ; Gettyimages : p. 56 ; Goodshoot/Jupiter images : 4e de couv. à dr. ; Gu : couverture, p. 2 à g., 3 à g., 20, 59, 74 (H. Bischof), 4 (S. Döppel), 73 (L. Lenz), 80 (C. Loster), 73 (J. Rickers), 3 à dr., 113 (T. Roch), 46, 87 (Studio Schmitz) ; Jahreszeitenverlag : p. 44 ; IFA Bilderteam : p. 6, 22, 61, 63, 94, 104, 119 ; Jump : p. 29, 36 (K. Vey), 39 (A. Falck), 52, 66 (K. Vey), 96 (A. Falck), 99 (K. Vey), 102 (A. Falck), 106 (K. Vey), 115 (K. Vey), 116 + 4e de couv. à dr. (K. Vey), 128 (A. Falck), 129 en h. (A. Falck) ; Laif: p. 1, 2 à dr., 13 + 4e couv. à g. ; Medical Art Service : p. 105 ; Santa Verde : p. 12, 18, 24, 129 en b. ; StockFood : p. 49 ; Wildlife : p. 40 ; Zefa : 77, 90.

Remerciements

L'auteur remercie le docteur Gerd Mayer, de Munich, pour ses conseils éclairés.

Traduit de l'allemand par Manuel Boghossian.

Dépôt légal : août 2006 – ISBN 978 2 7114 1783 4
Imprimé en Slovénie par MKT en avril 2009

Le plus important en quelques mots

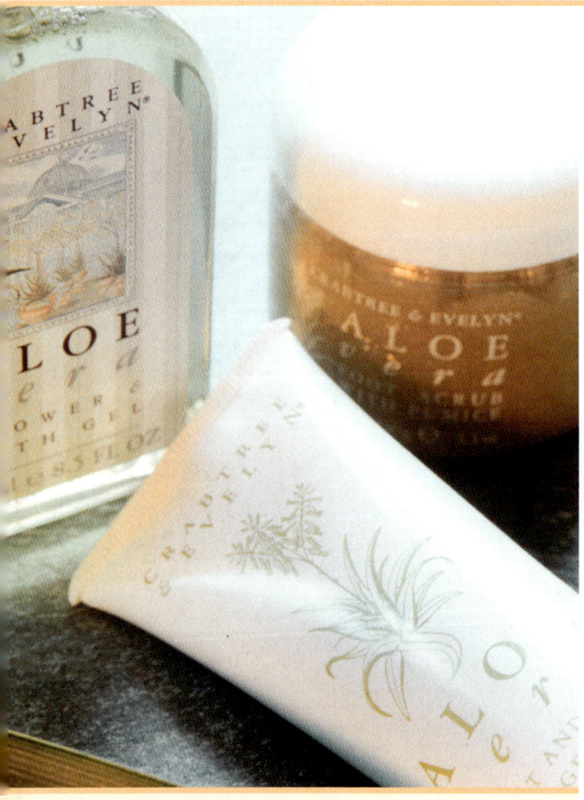

COMPLÉMENT SAIN

L'Aloe vera contient beaucoup de vitamines, de minéraux et autres substances indispensables à l'organisme. Il constitue donc un excellent complément alimentaire qui, associé à une alimentation saine, aide à rester en bonne santé, à conserver la forme et à se maintenir au top de ses performances.

Pulpe fraîche

Pour les soins et la régénération de la peau et des muqueuses, rien ne vaut la pulpe fraîche d'aloès extraite à la main. Ce mode d'obtention garantit l'absence d'aloïne, substance amère contenue dans l'épiderme de la feuille. En usage interne, la pulpe fraîche, encore appelée gel d'aloès, renforce les défenses immunitaires et contribue à la normalisation du métabolisme.

CONTRÔLE QUALITÉ

Lors de l'achat d'un produit à base d'Aloe vera, qu'il s'agisse d'un gel, d'un jus, d'une protection solaire ou d'un produit de beauté, il est important de lire attentivement l'étiquette. Il arrive en effet souvent que ces produits ne tiennent pas leurs promesses. Assurez-vous d'abord qu'il porte la mention « Issu de l'agriculture biologique » accompagnée du logo de l'organisme certificateur ainsi qu'un numéro de contrôle, car c'est là le seul vrai gage de qualité.